Annika Woesler, M. Sc. · Dr. med. Johanna Keck

Eosinophile Ösophagitis – Der Ernährungsleitfaden

Die 6-Food-Eliminationsdiät sicher durchführen – mit über 50 Rezepten. EoE verstehen: Ursachen, Diagnose, Therapie

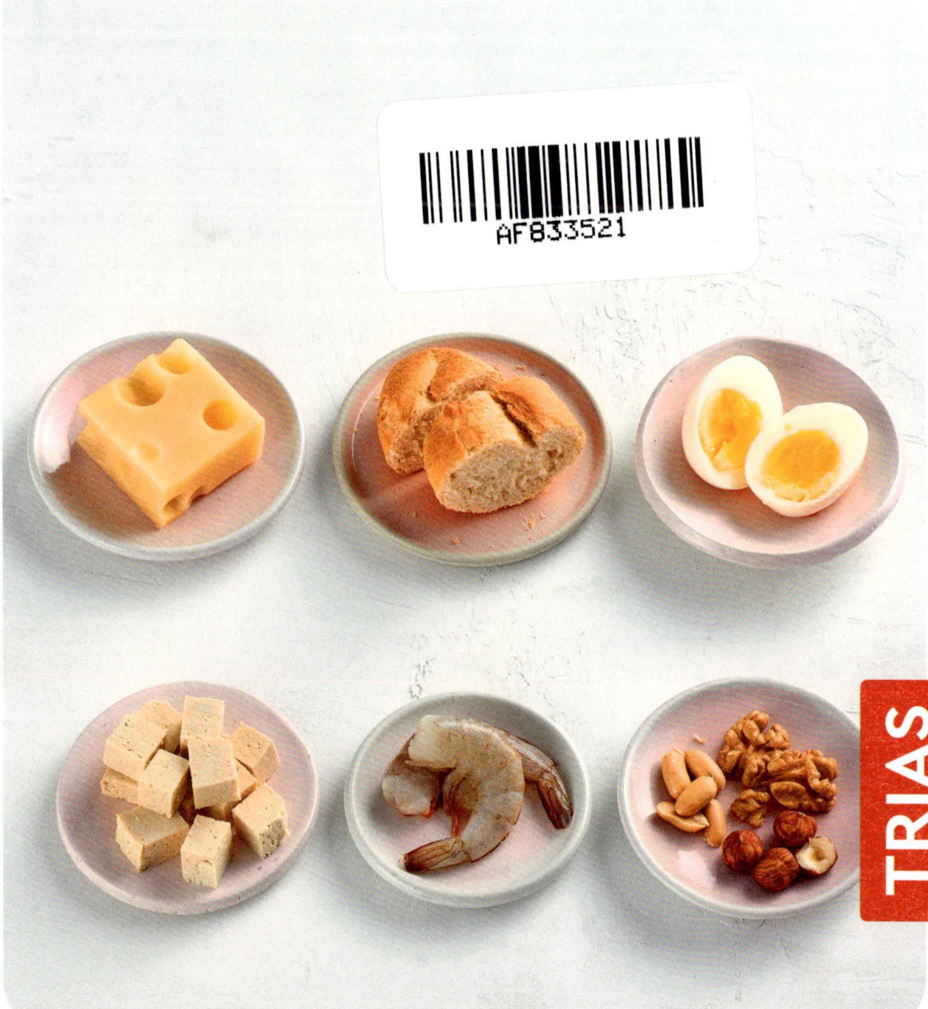

TRIAS

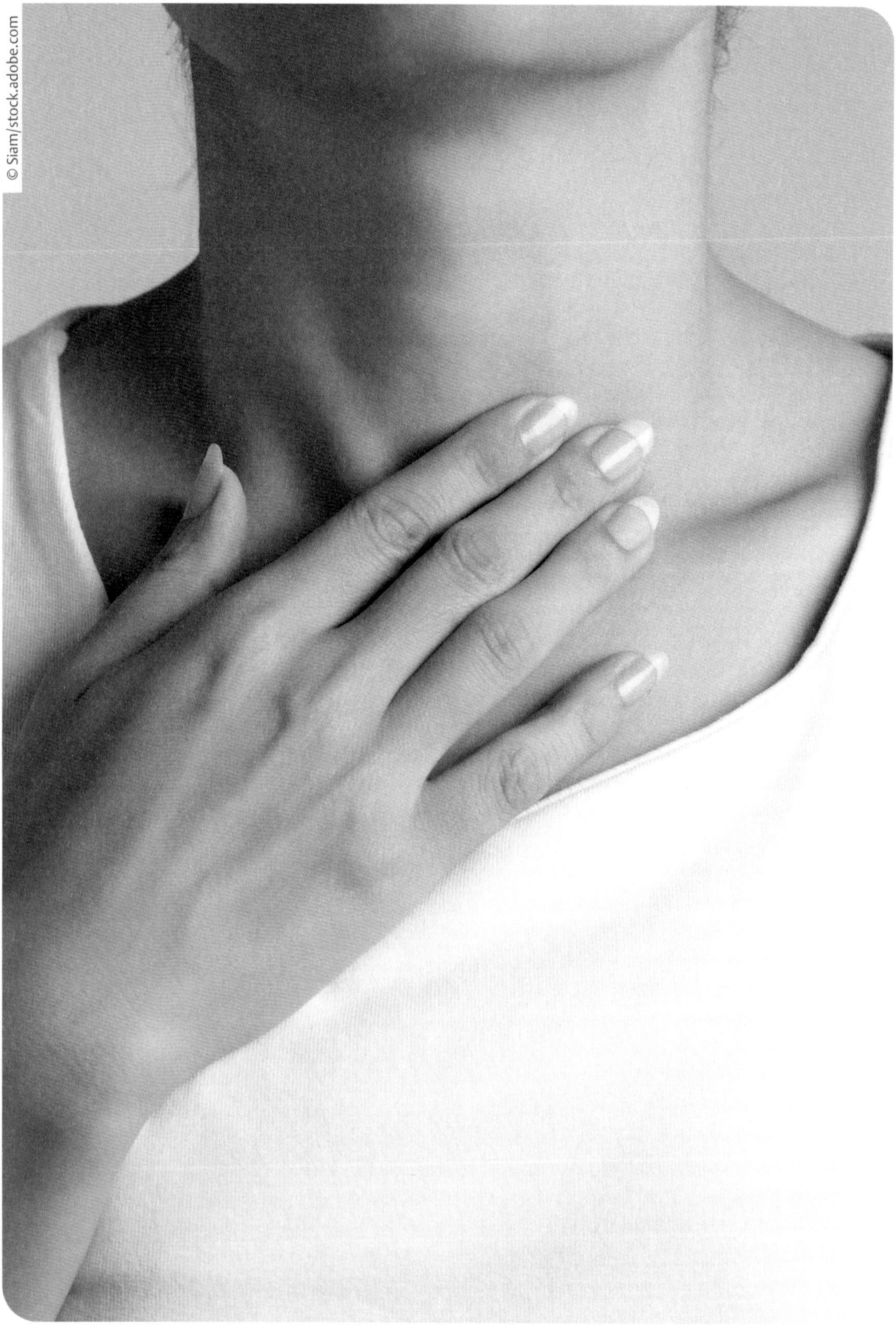

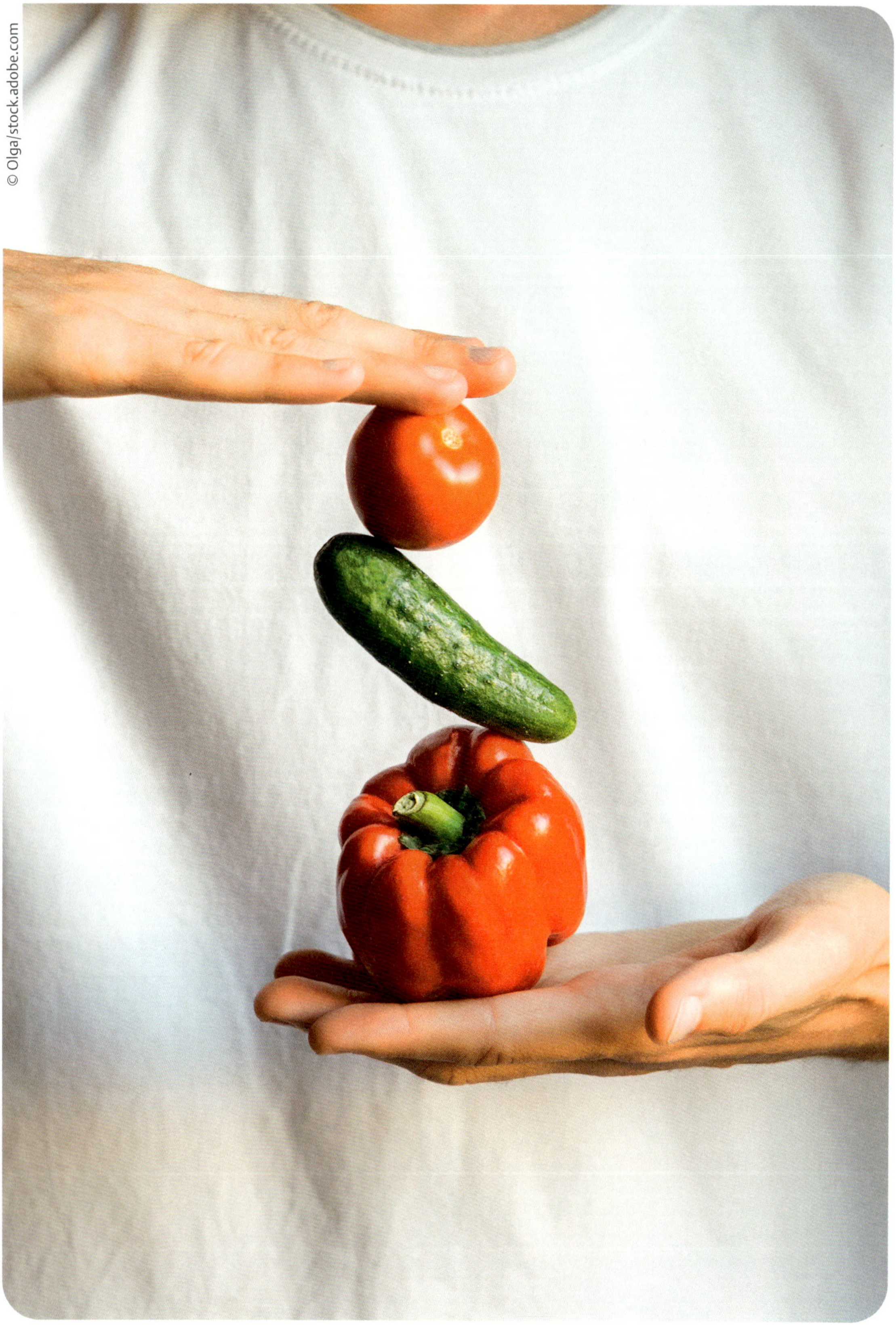

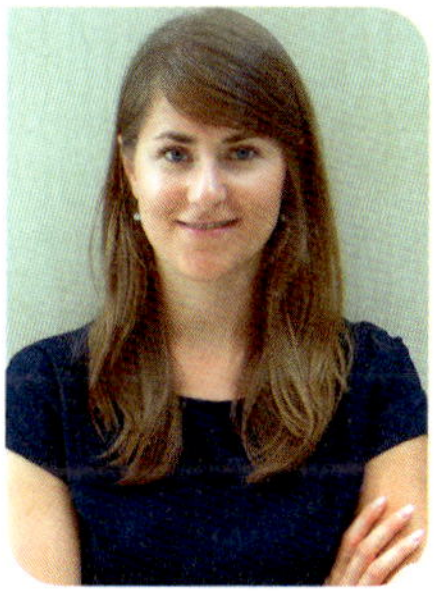

Annika Woesler ist Ernährungswissenschaftlerin (M. Sc.) und unterstützt in ihrer Praxis Menschen mit individueller Ernährungstherapie. Die Schwerpunkte ihrer Beratung liegen im Bereich der gastrointestinalen Erkrankungen und der Beratung von Familien mit Säuglingen und Kleinkindern. Die Idee zu diesem Leitfaden ist aus der Praxis heraus entstanden. Betroffene benötigen viel Unterstützung, die manchmal über die einzelnen Beratungseinheiten hinausgeht. Der Leitfaden soll diese Lücke schließen. Annika Woesler lebt mit ihrer Familie in Gießen. Ihre Freizeit verbringt sie am liebsten im Gemüsegarten.

Dr. med. Johanna Keck ist Fachärztin für Kinder- und Jugendmedizin/Kinder- und Jugendgastroenterologie. Als Ärztin begleitet sie Patient*innen und deren Familien bei Diagnostik und Therapie verschiedener chronischer Erkrankungen des Magen-Darm-Traktes, u. a. der eosinophilen Ösophagitis. Ihr besonderes Interesse liegt dabei im Bereich der medizinischen Ernährungstherapien und deren Umsetzung im Alltag. Eine verständliche Vermittlung von Wissen und Informationen ist für sie Grundlage eines Arzt-Patienten-Verhältnisses auf Augenhöhe.

Woesler · Keck

Eosinophile Ösophagitis –
Der Ernährungsleitfaden

Liebe Leserinnen und Leser,

Ihr Arzt oder Ihre Ärztin hat bei Ihnen oder Ihrem Kind den Verdacht geäußert, dass eine Eosinophile Ösophagitis (EoE) vorliegen könnte. Sie fragen sich nun, was Sie bei der Diagnostik und Therapie erwartet. Oder eine Eosinophile Ösophagitis wurde bereits festgestellt und verschiedene Therapieoptionen mit Ihnen besprochen – nun wollen Sie sich nochmals eingehender über die Erkrankung und die üblichen Therapien informieren. Vielleicht haben Sie sich nach einer Beratung auch bereits für eine Eliminationsdiät entschieden und suchen nach Anregungen, diese im Alltag umzusetzen. In diesem Buch finden Sie umfassende medizinische Informationen über die Entstehung, Symptomatik und Behandlung der Erkrankung. Der Schwerpunkt liegt auf der Ernährungstherapie in Form einer Eliminationsdiät. Sie finden viele praktische Tipps für den Alltag und einen großen Rezeptteil mit leckeren Gerichten, die Sie nichts vermissen lassen.

Wichtig: Die Lektüre dieses Buchs ersetzt keinen Arztbesuch und keine individuelle Ernährungsberatung. Das Buch erhebt keinen Anspruch auf Vollständigkeit, insbesondere der Informationen zu Wirkung und Nebenwirkungen von Therapien. Die Informationen wurden nach bestem Wissen aufbereitet und entsprechen dem Wissensstand zum Datum der Einreichung des Manuskripts.

Wir wünschen Ihnen viel Freude beim Arbeiten mit diesem Buch.

Herzliche Grüße,
Annika Woesler (Ernährungswissenschaftlerin) und Johanna Keck (Kinder- und Jugendgastroenterologin)

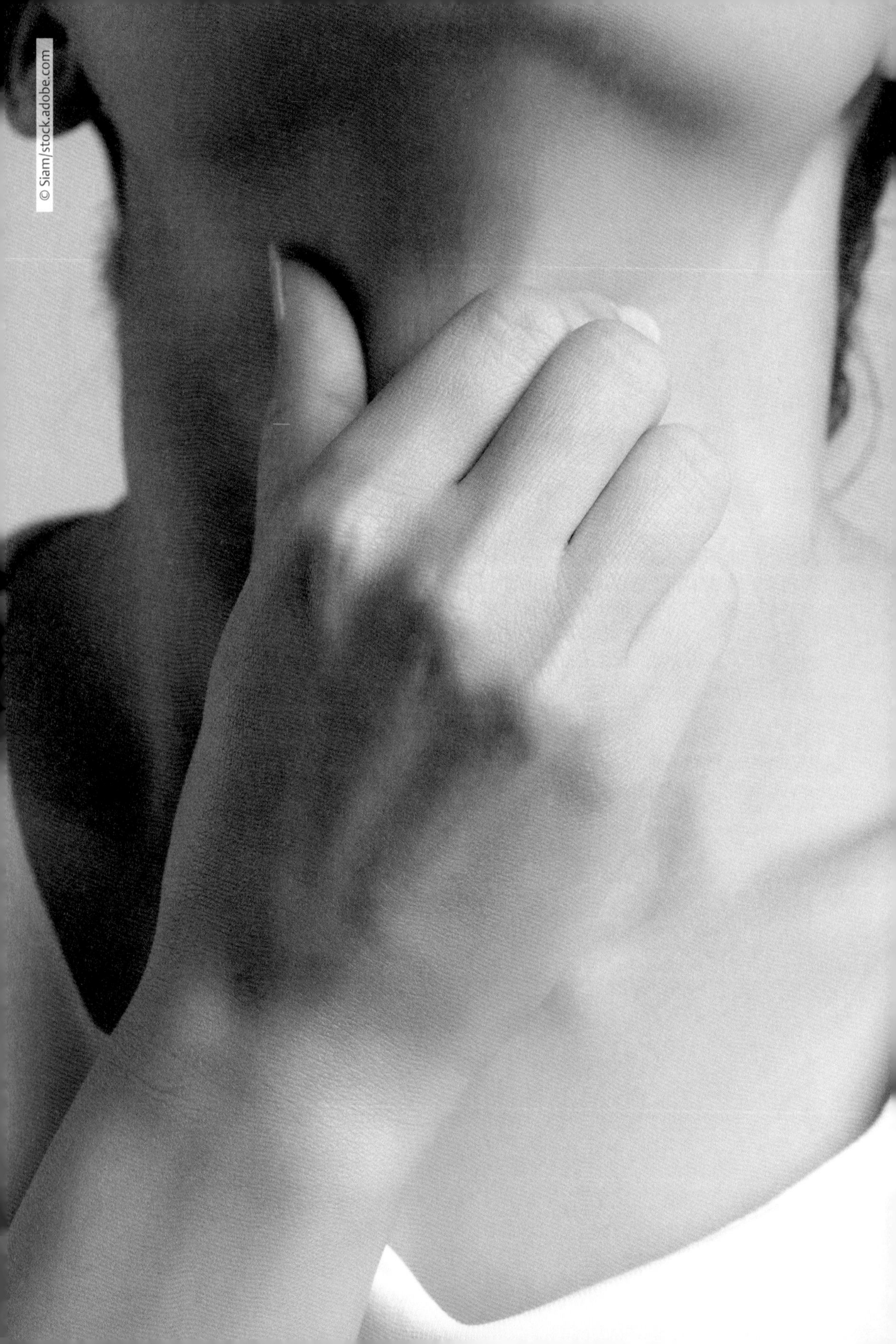

Die Erkrankung »Eosinophile Ösophagitis«

In diesem Kapitel erfahren Sie, was sich hinter dem Begriff EoE verbirgt, wie man die Erkrankung bemerkt und wie sie festgestellt wird.

Was ist die Eosinophile Ösophagitis (EoE)?

Die EoE ist eine chronische Entzündung der Speiseröhre, die durch das Zusammenspiel des Immunsystems mit verschiedenen Faktoren ausgelöst wird.

Bei der Eosinophilen Ösophagitis (kurz »EoE« vom Englischen »eosinophilic esophagitis«) handelt es sich um eine chronische immunvermittelte Entzündung der Speiseröhre.[1] Die Erkrankung ist durch zwei Merkmale gekennzeichnet: die vermehrte Einwanderung von speziellen weißen Blutkörperchen – den eosinophilen Granulozyten – in die Schleimhaut der Speiseröhre und eine Funktionsstörung der Speiseröhre, die verschiedene Symptome hervorrufen kann. Die eosinophilen Granulozyten haben ihren Namen erhalten, weil sie sich im Labor mit einem bestimmten Farbstoff, dem Eosin, besonders gut anfärben lassen. Bei Betrachtung unter dem Mikroskop erscheinen sie rot. Eosinophile Granulozyten sind Bestandteil des zellulären Immunsystems und besonders in der körpereigenen Reaktionskette bei allergischen Reaktionen, aber auch bei Infektionen oder Autoimmunerkrankungen, aktiv. In einer gesunden Speiseröhre, die nicht von einer EoE betroffen ist, sind sie kaum vorhanden, bei der EoE ist Ihre Anzahl in der Schleimhaut deutlich erhöht.

Die Erkrankung tritt gehäuft bei Menschen auf, die bereits andere Erkrankungen aus dem Bereich der allergischen Erkrankungen (sogenannte »Atopien«) haben.[2] Hierzu gehören die atopische Dermatitis (Neurodermitis), das allergische Asthma bronchiale, die allergische Rhinitis (Heuschnupfen) und Immunglobulin-E-vermittelte Nahrungsmittelallergien. Es wurde eine familiäre Häufung beobachtet, wobei innerhalb einer Familie häufig mehrere direkte Verwandte (z.B. Vater und Sohn) an der Erkrankung leiden. Dies deutet darauf hin, dass sowohl genetische[3] als auch Umweltfaktoren bei der Entstehung der Erkrankung eine Rolle spielen.[4]

Chronisch bedeutet, dass die Erkrankung zwar mit verschiedenen Medikamenten oder durch eine Auslassdiät behandelt werden kann, sodass keine Entzündung mehr nachweisbar ist (»histologische Remission«) und auch keine Symptome mehr vorliegen (»klinische Remission«). Sie kann jedoch stets wiederkehren, weshalb eine Therapie oft dauerhaft angewandt werden muss und in der Regel alle 1–2 Jahre eine Kontrollendoskopie (»Speiseröhren-/Magenspiegelung«) sinnvoll ist, um die Entzündungsfreiheit zu überwachen.[5]

Bei der EoE handelt es sich um eine Erkrankung, die noch nicht sehr lange bekannt ist. Erstmals wurde sie in den 1990er-Jahren beschrieben.[6] Seitdem kamen einige Erkenntnisse hinzu, die zu einem besseren Verständnis über die Entstehung der Erkrankung und mögliche Therapien geführt haben. Es gibt jedoch weiterhin viele offene Fragen, die bisher nicht ausreichend beantwortet werden konnten und an denen weiter geforscht wird.

Wie häufig tritt die EoE auf?

Die Entdeckung der Erkrankung führte dazu, dass die Symptome und Krankheitsverläufe einiger Patienten, die man sich vorher nicht gut erklären konnte, nun auf diese Erkrankung zurückgeführt werden können. Mittlerweile wird die EoE immer häufiger diagnostiziert. Um die genaue Anzahl an Menschen zu ermitteln, die an einer EoE erkrankt sind, bräuchte man jedoch ein Register, an welches jede neue Erkrankung gemeldet wird. Da ein solches Register bisher nicht flächendeckend existiert, bedient man sich Näherungswerten aus Daten verschiedener Regionen und rechnet diese mit statistischen Modellen hoch. Anhand dieser Hochrechnungen wurde ermittelt, dass die Häufigkeit (= Prävalenz) der Erkrankung in der westeuropäischen Bevölkerung aktuell ca. 34 je 100.000 Einwohner (Kinder und Erwachsene zusammen) beträgt.[7] Die mittlere Anzahl der Neudiagnosen (= Inzidenz) pro Jahr liegt bei ca. 8 je 100.000 Einwohner für Erwachsene und ca. 7 je 100.000 Einwohner für Kinder und Jugendliche. Das bedeutet, dass hochgerechnet ca. 29.000 Menschen in Deutschland mit einer EoE leben und dass bei durchschnittlich ca. 900 Kindern und ca. 5000 Erwachsenen pro Jahr eine EoE neu diagnostiziert wird. Somit gehört die EoE zu einer der vielen seltenen Erkrankungen, die dadurch definiert werden, dass nicht mehr als 5 von 10.000 Menschen in Europa davon betroffen sind.[8] Grundsätzlich kann eine EoE in jedem Lebensalter neu auftreten bzw. festgestellt werden. Im Kindesalter gibt es zwei Häufigkeitsgipfel: in den ersten drei Lebensjahren und im Jugendlichenalter. Die meisten Erkrankungen werden bei Menschen zwischen 20 und 40 Jahren festgestellt.[9] Jungen und Männer sind 2–3 × häufiger betroffen als Mädchen und Frauen.[10]

Entstehung und Ursachen der EoE

In den letzten Jahren wurden immer mehr Erkenntnisse über die Ursachen der EoE gewonnen. Daran wird weiterhin geforscht, weil viele Fragen bisher noch nicht geklärt werden konnten. Nach derzeitigem Verständnis sind an der Entstehung der Erkrankung verschiedene Einflüsse beteiligt.[11] Sowohl verschiedene Umweltfaktoren (z. B. Nahrungsmittel oder Pollen) als auch die Art und Weise der Reaktion des individuellen Immunsystems, aber auch eine Barrierestörung der Schleimhaut und das Mikrobiom (die Zusammensetzung der Bakterienflora eines Menschen, die wiederum auch von Umweltfaktoren abhängt) tragen gemeinsam zur Entstehung der Erkrankung bei. Bei der Reaktion des Immunsystems und auch bei der Barrierestörung der Schleimhaut scheint eine genetische Veranlagung eine Rolle zu spielen. Es gibt also nicht »die eine

Ursache« für die Entstehung einer EoE, sondern man spricht von einer multifaktoriell bedingten Erkrankung.

Die Reaktion des Immunsystems

Dass die EoE gehäuft bei Menschen auftritt, die bereits andere Erkrankungen aus dem Bereich der Atopien, wie Asthma bronchiale, Neurodermitis/atopische Dermatitis, Heuschnupfen/allergische Rhinitis und Nahrungsmittelallergien, haben, spricht für Gemeinsamkeiten bei den Immunreaktionen, die zur Entstehung dieser Erkrankungen beitragen.

Es wurde beobachtet, dass bei vielen EoE-Betroffenen der regelmäßige Verzehr bestimmter Nahrungsmittel eine Entzündungsreaktion in der Speiseröhre begünstigt. Man spricht hier von sogenannten »Auslösern« oder »Triggerfaktoren«. Bei vielen Betroffenen fallen Allergietests auf verschiedene Nahrungsmittel auch positiv aus. In der Regel wird dabei nach sogenannten spezifischen Immunglobulin-E-(IgE)-Antikörpern im Blut gesucht, die sich nach Kontakt mit einem allergieauslösenden Stoff (in diesem Fall mit einem Nahrungsmittel) bilden. Alternativ sind auch Allergietests auf der Haut möglich (Prick-Test, Patch-Test). Aufgrund der auffälligen Testergebnisse vermutete man zunächst, dass die EoE eine besondere Form einer »klassischen«, IgE-vermittelten Nahrungsmittelallergie in der Speiseröhre sein könnte. Versuche, die EoE mit Medikamenten zu behandeln, die gegen IgE-Antikörper gerichtet sind, oder bei einer Auslassdiät Nahrungsmittel zu meiden, gegen die spezifische Antikörper bei den Patienten nachgewiesen werden konnten, waren jedoch wenig erfolgreich. Eine IgE-vermittelte allergische Reaktion ist damit nicht der entscheidende Mechanismus bei der Entstehung der EoE.

Vielmehr wurde entdeckt, dass neben den eosinophilen Granuloyzten noch weitere spezielle Immunzellen und Botenstoffe an der Entstehung der Entzündung bei der EoE beteiligt sind. Eine besondere Rolle spielen dabei die sogenannten T2-Helferzellen.[12] Diese sitzen in Lymphknoten in der Umgebung der Speiseröhre und werden nach dem Kontakt von Schleimhautzellen z. B. mit Nahrungsmitteleiweißen (den erwähnten Auslösern oder Triggerfaktoren) aktiviert. Dabei »spezialisiert« sich ein Teil der T2-Helferzellen für die Immunantwort auf ganz bestimmte Nahrungsmitteleiweiße, sodass sie bei einem erneuten Kontakt der Schleimhaut mit diesem Nahrungsmittel besonders effektiv reagieren können. Die T2-Helferzellen stimulieren über Botenstoffe unter anderem die Reaktion der eosinophilen Granulozyten, sodass ihnen eine Steuerungsfunktion bei der Entzündungsreaktion zukommt. Bei dieser Entzündungsreaktion werden von den beteiligten Zellen Stoffe freigesetzt, die am Ende zu den Gewebeschäden, Auffälligkeiten und Symptomen führen, die das Krankheitsbild der »Eosinophilen Ösophagitis« ausmachen.

Insgesamt lässt sich also sagen, dass es sich bei der EoE nicht um eine »klassische« IgE-vermittelte Nahrungsmittelallergie handelt. Eher handelt es sich um eine Immunreaktion auf äußere Triggerfaktoren (häufig Nahrungsmittel), die mit einer Entzündung einhergeht, bei der T2-Helferzellen eine zentrale Rolle spielen und an der auch eosinophile Granulozyten beteiligt sind.

Barrierestörung der Schleimhaut

Neben der Veranlagung zu dieser speziellen Immunreaktion geht man davon aus, dass bei Menschen mit einer EoE eine Barrierestörung der Schleimhaut besteht. Diese ist teils Veranlagung, teils Folge der Reaktion des Immunsystems. Wenn man sich die Oberfläche der Schleimhaut als Mosaik aus vielen kleinen Ziegelsteinen mit Fugen vorstellt, so ist das Fugenmaterial, das die Fugen abdichten soll, bei einer Barrierestörung zu durchlässig. Dies hat zur Folge, dass Stoffe von der Oberfläche in tiefere Schichten eindringen können, die normalerweise keinen Kontakt damit haben. So können z. B. Nahrungsallergene mit tieferen Schleimhautschichten in Berührung kommen, wo Zellen des Immunsystems sitzen, die sie als Fremdkörper oder »Eindringling« erkennen und die oben beschriebene Reaktionskette in Gang setzen. Durch die Reaktion des Immunsystems entstehen »Kollateralschäden« am Gewebe. Die Entzündungsreaktion betrifft zum einen die Oberfläche der Schleimhaut, wodurch die Barrierestörung weiter zunimmt – die Fugen werden also noch »undichter«. Zum anderen laufen auch in tieferen Gewebeschichten Prozesse ab, die zur Bildung von Narbengewebe führen und die Funktion der Speiseröhre beeinträchtigen. Die Barrierestörung ist wiederum ein Grund, warum IgE-basierte Allergietests bei Betroffenen häufig positiv ausfallen: Das positive Testergebnis bedeutet, dass das Immunsystem Kontakt mit bestimmten Stoffen aus der Umwelt (z. B. Pollen, Nahrungsmitteleiweiße) hatte und dadurch eine Sensibilisierung stattgefunden hat.

Aufbau der Speiseröhre

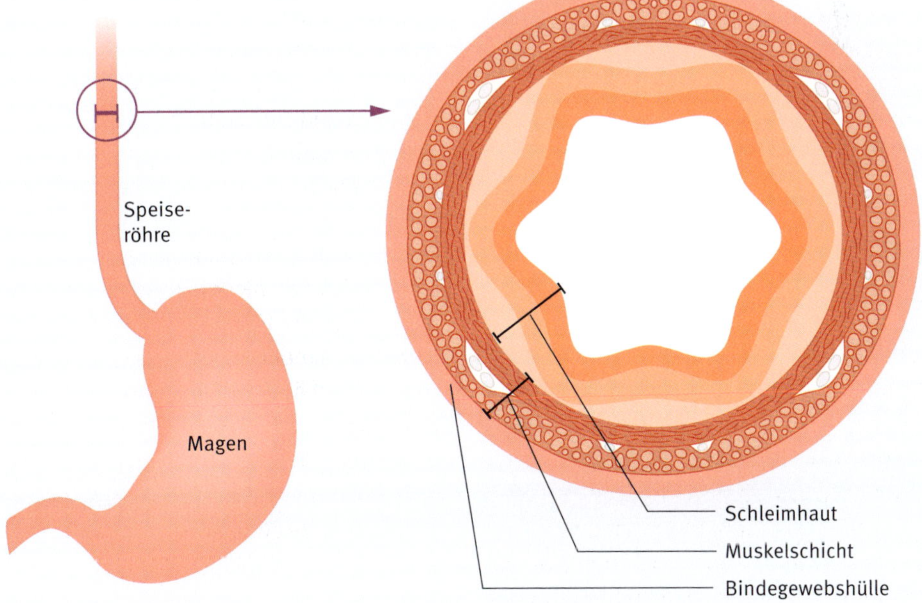

Funktion und Aufbau der Speiseröhre

Die Speiseröhre, im Fachjargon Ösophagus, verbindet den Rachen mit dem Magen. Um Speisen und Flüssigkeit befördern zu können, verfügt sie über eine kräftige doppelschichtige Muskulatur: Eine Schicht verläuft ringförmig, eine in Längsrichtung. Die Muskelschichten ziehen sich koordiniert in einer Art Wellenbewegung zusammen und entspannen sich wieder. Dadurch werden Flüssigkeit und Speisebrei aktiv in den Magen transportiert. Die Bewegungen der Muskelschichten und der verschiedenen Abschnitte der Speiseröhre sind so gut aufeinander abgestimmt, dass man auch im Liegen oder sogar während eines Handstands aus einem Strohhalm trinken kann – die Flüssigkeit wird gegen die Schwerkraft nach »oben« in den Magen befördert.

Eosinophile Granulozythen in der Schleimhaut der Speiseröhre unter dem Mikroskop

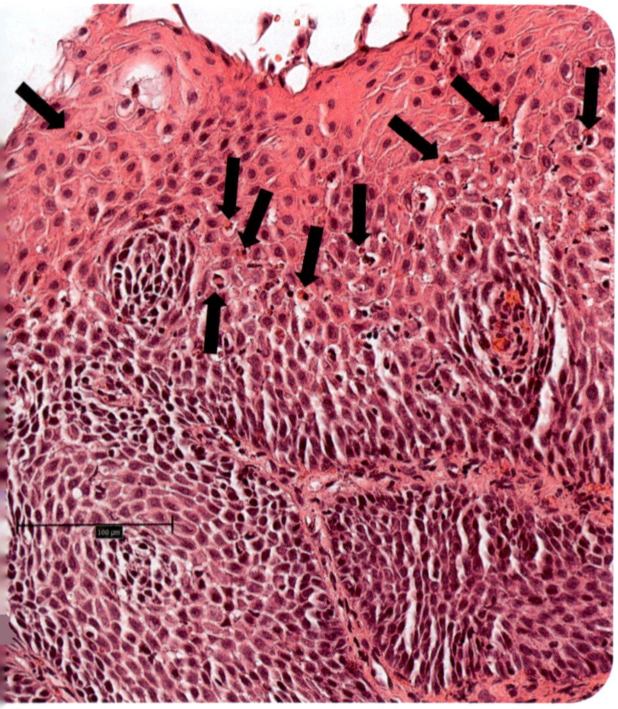

Von innen nach außen hat die Speiseröhre folgende Schichten:

- die Schleimhaut
- die Muskelschicht
- die Bindegewebshülle

Der Hohlraum in der Mitte der Speiseröhre, durch den Nahrung und Flüssigkeit transportiert werden, sieht im entspannten Zustand im Querschnitt sternförmig aus. Dadurch verfügt die Speiseröhre über »Reservefalten«, die sich dehnen und den Querschnitt vergrößern können, wenn größere Speise- oder Flüssigkeitsportionen geschluckt werden. Die Speiseröhre hat beim Erwachsenen einen Durchmesser von etwa 2–3 cm, bei Kindern entsprechend weniger. Bildet sich durch eine Entzündung eine Engstelle in der Speiseröhre, so ist der Hohlraum im Inneren der Speiseröhre manchmal nur noch wenige Millimeter weit – man kann sich gut vorstellen, dass dadurch Schluckbeschwerden entstehen.

Die Gewebeproben, welche bei der Endoskopie entnommen werden, stammen aus der Schleimhaut (Seite 13), also der Oberfläche im Inneren der Speiseröhre. Hier sitzen bei der EoE die eosinophilen Granulozyten, die man unter dem Mikroskop sehen kann (siehe Abb. links).

Stadien der Erkrankung

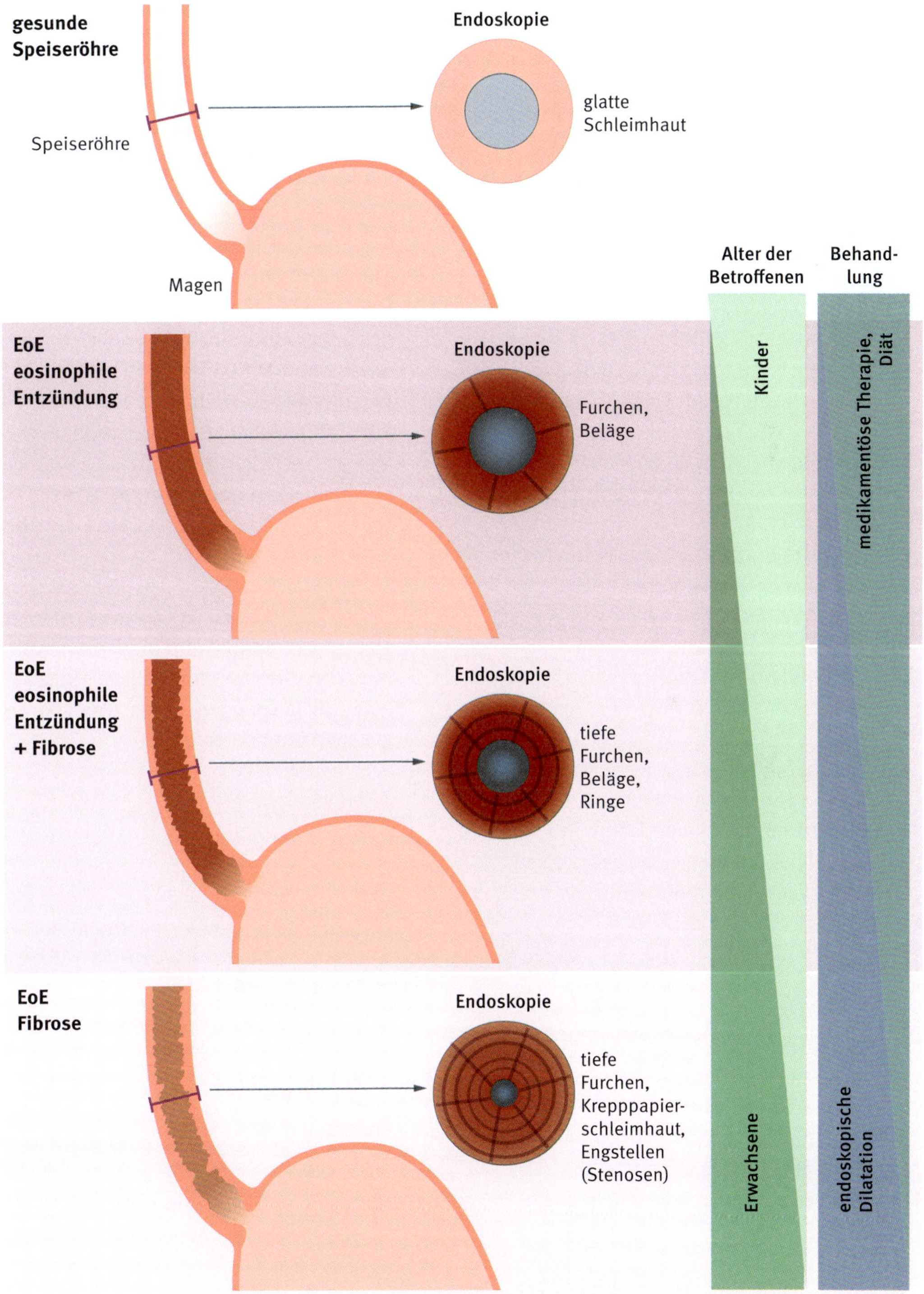

Basierend auf Dellon ES, Hirano I. Epidemiology and Natural History of Eosinophilic Esophagitis. Gastroenterology. 2018 Jan;154(2):319-332.e3. doi: 10.1053/j.gastro.2017.06.067

Wie ist der Krankheitsverlauf bei der EoE?

Man geht davon aus, dass die EoE in mehreren Stadien verläuft:[13] Zu Beginn der Erkrankung überwiegt die aktive Entzündung in der Oberfläche der Schleimhaut. Mit der Zeit verlagert sich der Schwerpunkt von einer oberflächlichen Entzündung hin zur vermehrten Bildung von Bindegewebe in den tieferen Schichten. Dieser Prozess ist vergleichbar mit der Bildung einer Narbe und wird im Fachjargon Fibrosierung genannt. Dadurch kann es im Verlauf mehrerer Jahre zu einer Verengung der Speiseröhre kommen, einer sogenannten Stenose oder Striktur. Je länger der Entzündungsprozess abläuft, desto höher ist das Risiko für die Entstehung einer Vernarbung und einer Verengung der Speiseröhre[14] – daher sind von dieser Komplikation auch mehr Erwachsene als Kinder betroffen.[15] Bei der Auswertung einer langfristigen Datenerhebung über erwachsene EoE-Patientinnen und -Patienten aus der Schweiz zeigte sich, dass fast ein Fünftel der Betroffenen eine Verengung der Speiseröhre aufwies, wenn die Erkrankung bis zu 2 Jahre lang unerkannt und unbehandelt ablief. Nach einer aktuellen Auswertung dieser Datensammlung war bei fast einem Viertel der befragten Betroffenen eine sogenannte Dilatationsbehandlung notwendig.[16] Dabei wird eine Verengung der Speiseröhre im Rahmen einer Endoskopie mit einem speziellen Ballon aufgedehnt.

Hauptsymptome der EoE nach Alter

Säuglinge/ Kleinkinder	**Kinder, Jugendliche, Erwachsene**
Spucken, Erbrechen, saures Aufstoßen (Refluxsymptome)	Schluckbeschwerden (Dysphagie)
Trinkunlust, Nahrungsverweigerung	Steckenbleiber/ Bolusereignis
Gedeihstörung	Erbrechen
Bauchschmerzen	Sodbrennen

Eine EoE kann jedoch sehr unterschiedlich verlaufen. So scheint es Betroffene zu geben, die nur eine oberflächliche Entzündung und kaum Narbengewebe entwickeln, während sich bei anderen über mehrere Jahre der Erkrankung eine hochgradige Verengung der Speiseröhre bildet. Da die EoE eine noch recht junge Erkrankung ist, fehlen noch einige Erkenntnisse darüber, weshalb der Verlauf so unterschiedlich sein kann und welche Einflüsse und Veranlagungen dazu führen, dass ein narbiger Umbau der Speiseröhre und damit ein schwererer Verlauf begünstigt wird. Da zu den Risikofaktoren für einen schweren Verlauf der EoE noch zu wenig bekannt ist, werden die Durchführung einer Therapie und regelmäßige Kontrolluntersuchungen für alle Betroffenen gleichermaßen empfohlen.

Welche Symptome können auftreten?

Durch die Entzündung der Speiseröhre wird deren Funktion gestört. Dies betrifft vor allem ihre Bewegungsfähigkeit, die für den Speisetransport sehr wichtig ist. Je länger die Entzündung unbehandelt bleibt, desto mehr Narbengewebe kann außerdem entstehen, was zu einer Verengung der Speiseröhre führen kann. Dadurch beobachten Betroffene verschiedene Symptome, die neben dem Stadium der Erkrankung auch vom Alter der Betroffenen abhängen.[17] Bei manchen Betroffenen kann die Entzündung auch symptomarm ablaufen.

Säuglinge und Kleinkinder Bei Säuglingen und Kleinkindern sind die Anzeichen sehr variabel.[18] Es treten gehäuft Refluxsymptome (Spucken, Erbrechen, saures Aufstoßen), Fütterprobleme (Trinkunlust, Nahrungsverweigerung) und Bauchschmerzen auf. In der Folge kann es dazu kommen, dass die Kinder zu wenig Gewicht zunehmen oder dass sich ihr Körperwachstum nicht altersgemäß entwickelt. In Fachkreisen spricht man dann von einer Gedeihstörung. Es kann vorkommen, dass sich daneben keine anderen Symptome bemerkbar machen, da beispielsweise Säuglinge noch keine feste Nahrung zu sich nehmen, Schmerzen noch nicht gezielt ihrem Ursprungsort zugeordnet werden können, oder die Entzündung aufgrund des sehr jungen Alters noch nicht lange besteht, sodass sich die Speiseröhre noch nicht verengt hat.

Ältere Kinder, Jugendliche und Erwachsene Bei älteren Kindern, Jugendlichen und Erwachsenen steht die Dysphagie im Vordergrund. Damit ist eine Schluckstörung gemeint – im Falle der EoE auf Höhe der Speiseröhre – die dadurch verursacht wird, dass die Nahrung in der Speiseröhre nicht gut transportiert wird. Dies kann zu Erbrechen, Schmerzen hinter dem Brustbein oder Sodbrennen führen. Bei einer besonders ausgeprägten Transportstörung kann Nahrung in der Speiseröhre stecken bleiben. In Fachkreisen spricht man hier von einem »Bolusereignis« oder »Steckenbleiber«. Bolusereignisse kommen häufiger bei Nahrungsmitteln vor, die eine feste Konsistenz haben, sich durch leichten Druck nur wenig verformen lassen und sich durch alleinigen Speichel- oder Flüssigkeitskontakt nicht weiter auflösen. Häufige Beispiele sind Fleischstücke, Wurststücke oder Stücke von hartem Obst oder Gemüse (Apfel, Karotte o. Ä.).

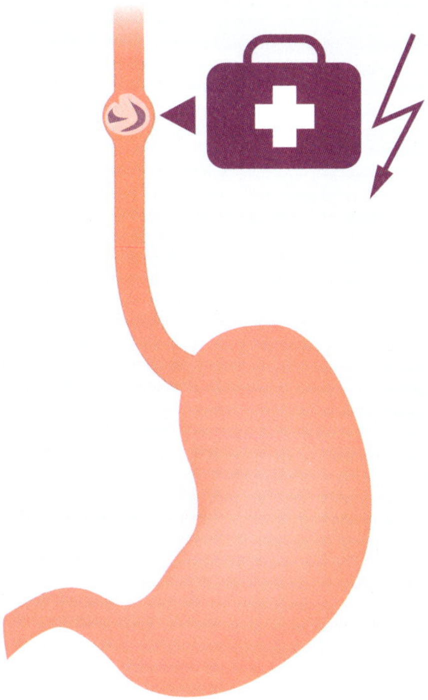

Bolusereignis

Bolusereignis

Steckt Nahrung in der Speiseröhre fest, handelt es sich um einen Notfall. Dann sollte man ärztliche Hilfe suchen, damit der Bolus durch eine Endoskopie (Speiseröhrenspiegelung) geborgen werden kann. Auf dem Weg zum Arzt sollten Sie oder Ihr Kind unbedingt weiteres Essen oder Trinken unterlassen. Sollte die betroffene Person unter Atemnot oder anhaltendem Würgen/Erbrechen leiden oder die Situation bedrohlich wirken, zögern Sie nicht, den Rettungsdienst zu rufen!

Bei einem Bolusereignis kann es vorkommen, dass unverzüglich ärztliche Hilfe benötigt wird, wenn die Nahrungsportion durch wiederholtes Schlucken oder Nachtrinken von Wasser nicht mehr selbstständig in den Magen weitertransportiert wird. Sollte keine Flüssigkeit mehr an dem Nahrungsstück vorbeikommen, so sollten weitere Nachtrinkversuche unterlassen werden, da die Gefahr besteht, dass die betroffene Person sich verschluckt und das Getränk in die Luftröhre gelangt. Häufig ist dann auch das Schlucken von Speichel nicht mehr möglich. Dieser wird ausgespuckt oder läuft bei Kleinkindern aus dem Mund. Der feststeckende Nahrungsbissen sollte so rasch wie möglich durch eine Endoskopie (Speiseröhren-/Magenspiegelung) geborgen werden, da es ansonsten zu Druckstellen an der Schleimhaut kommen kann. Manchmal ist ein Bolusereignis das erste oder einzige Symptom einer EoE, sodass bei der endoskopischen Entfernung von Nahrungsboli stets an eine EoE gedacht werden sollte und Proben aus der Schleimhaut entnommen werden sollten.

Manche Menschen haben jedoch nur schwache Symptome oder umgehen die Schluckbeschwerden durch unbewusste Anpassung ihrer Gewohnheiten: Hierzu gehört, besonders kleine Bissen zu nehmen, besonders lang zu kauen oder sehr viel Flüssigkeit zu den Mahlzeiten zu trinken. Dies führt dazu, dass der Speisebrei etwas besser transportiert wird. Manche Betroffene pürieren ihre Speisen oder entwickeln eine Vorliebe für Flüssiges oder Weichgekochtes und meiden die oben beschriebenen Lebensmittel unbewusst.

Bei der Behandlung der EoE ist es hilfreich, einen Überblick über die Symptome der bzw. des Betroffenen zu haben. Zum Beispiel, um diagnostische Maßnahmen zu planen, eine Verbesserung oder Verschlechterung nach einer Therapieänderung zu bewerten oder um eine Zunahme von Beschwerden in einer Therapiepause nicht zu verpassen. Da es schwierig ist, sich im Rückblick an die Situationen zu erinnern, empfehlen wir, ein Symptomtagebuch zu führen, und dieses zum nächsten Arztbesuch mitnehmen.

Symptomtagebuch

Datum	Ereignis	Verzehrtes Nahrungsmittel	Gebessert durch
3.4.2025	*Schmerzen hinter dem Brustbein/Steckenbleiber*	*Apfel*	*viel getrunken*

Wie kann man eine EoE feststellen?

Für die Diagnose einer EoE wird eine Magenspiegelung durchgeführt, bei der man zur anschließenden Untersuchung mehrere Gewebeproben aus der Speiseröhre entnimmt.

Eine EoE kann bislang nur durch eine Untersuchung von Gewebeproben aus der Schleimhaut der Speiseröhre sicher festgestellt oder ausgeschlossen werden. Diese Proben werden bei einer Spiegelung (Endoskopie) des oberen Magen-Darm-Traktes entnommen. Hierzu werden Sie zu einer Gastroenterologin oder einem Gastroenterologen überwiesen, die auf die Durchführung endoskopischer Untersuchungen spezialisiert sind und in der Regel mehrere Hundert Untersuchungen pro Jahr durchführen. Dadurch läuft die Untersuchung sehr sicher und komplikationsarm ab. In der Regel findet die Untersuchung in Sedierung mit einem Schlafmedikament statt. Bei Kindern und Jugendlichen ist dies standardmäßig der Fall, aber auch die meisten Erwachsenen werden in Sedierung untersucht. Hierfür erhalten Sie einen Venenzugang – ähnlich wie bei einer Blutentnahme. Über den Venenzugang kann direkt vor Beginn der Untersuchung das Schlafmedikament verabreicht werden. Es bewirkt, dass Sie während der Untersuchung in einen Dämmerschlaf fallen und keinen Würgereiz verspüren, jedoch selbstständig weiteratmen. Blutdruck, Herzfrequenz und die Sauerstoffsättigung im Blut werden dabei stetig an einem Monitor überwacht. Wenn nötig, wird Ihnen zusätzlich Sauerstoff über einen kleinen Schlauch in die Nase geleitet. Sollte beispielsweise eine bestehende Vorerkrankung gegen die Verabreichung eines solchen Schlafmedikamentes sprechen, klären Sie dies am besten vorab im Rahmen des ärztlichen Aufklärungsgesprächs. Bei Erwachsenen ist es manchmal auch möglich, die Untersuchung nach einer lokalen Betäubung der Rachenschleimhaut mit einem Betäubungsspray durchzuführen.

Nach dem Aufklärungsgespräch werden Sie einen Termin erhalten, zu dem Sie nüchtern (ohne vorheriges Essen oder Trinken) erscheinen. Jede Praxis organisiert die Untersuchungsabläufe selbstverständlich etwas unterschiedlich – so oder ähnlich sieht ein solcher Untersuchungsablauf aus:

Ablauf der Endoskopie

Nachdem Sie Ihren Venenzugang erhalten haben, nehmen Sie auf einer Untersuchungsliege Platz und legen sich auf die linke Seite. Bevor Sie einschlafen, wird Ihnen ein Plastikring zwischen die Zähne gegeben, damit kein Kontakt zwischen dem Endoskop und den Zähnen stattfinden kann. Dann wird Ihnen das Schlafmedikament über die Vene verabreicht. Sobald sie eingeschlafen sind, wird das Endoskop durch den Mund über den Rachen in die Speiseröhre eingeführt.

Das Endoskop ist ein schlauchförmiges Gerät mit ca. 1 cm Durchmesser und 1,5 m Länge. An der Spitze befindet sich eine hochauflösende Videokamera, deren Bilder auf einen Monitor übertragen werden. So kann die Schleimhaut in Ihrem Magen-Darm-Trakt während der Untersuchung live angesehen und beurteilt werden. Über das Endoskop kann Luft verabreicht werden, sodass sich Ihr Magen entfaltet und alle Abschnitte des Magens gut sichtbar sind. Über den Ausgang des Magens wird auch der obere Dünndarm auf entzündliche Veränderungen untersucht. Auf dem Rückzug in Richtung Mund wird die Luft aus dem Magen wieder abgesaugt, und es werden aus verschiedenen Schleimhautbereichen kleine Proben, sogenannte Biopsien, entnommen. In der Speiseröhre geschieht dies standardmäßig auf 3 verschiedenen Höhen, also in der unteren, mittleren und oberen Speiseröhre. Hierzu wird eine kleine Zange durch das Endoskop eingeführt, mit der etwa stecknadelkopfgroße Proben aus der Oberfläche der Schleimhaut entnommen werden. Eine Verletzung tieferer Gewebeschichten durch die Probenentnahme ist sehr unwahrscheinlich, und dieser Vorgang ist in der Regel selbst beim wachen Patienten nicht schmerzhaft. Durch die Probenentnahme entsteht eine sehr kleine, oberflächliche Wunde, die etwas bluten kann. Meist kommt die Blutung nach wenigen Minuten von selbst zum Stillstand und die Schleimhaut verheilt innerhalb weniger Tage. Die Proben werden in kleine Behälter gegeben und zur feingeweblichen Untersuchung in ein Labor geschickt. Nach der Untersuchung werden Sie in der Regel in einen Überwachungsbereich gebracht, wo Sie weiter am Monitor beobachtet werden. Dies dauert meist zwischen 30 und 60 Minuten, manchmal etwas länger. Sobald Sie richtig wach sind, dürfen Sie wieder etwas trinken und die Praxis auch bald wieder verlassen. Wichtig: Nach der Sedierung sind Sie nicht fahrtüchtig und sollten sich abholen lassen. Sollte es bei der Untersuchung Besonderheiten gegeben haben, wird Sie Ihre Ärztin oder Ihr Arzt meist direkt informieren. Das Ergebnis der Untersuchung der Gewebeproben liegt in der Regel nach 1–2 Wochen vor.

Wie wird die Diagnose »EoE« gesichert?

Die Besonderheit bei der Eosinophilen Ösophagitis ist, dass es zwar typische Veränderungen der Speiseröhre gibt, die bei der Endoskopie mit dem bloßen Auge sichtbar sind (sogenannte makroskopische Veränderungen), dass diese offensichtlichen Auffälligkeiten aber auch fehlen können. In diesem Fall kann es sein, dass Entzündungszeichen vorliegen, die nur unter dem Mikroskop bei sehr großer Vergrößerung zu erkennen sind (sogenannte mikroskopische Veränderungen). Deshalb ist bei einer Endoskopie mit der Frage nach dem Vorliegen einer EoE stets eine Entnahme von Gewebeproben aus der Schleimhaut notwendig, auch wenn die Speiseröhre mit dem bloßen Auge unauffällig aussehen sollte.

Was sind die typischen Befunde?

Die typischen, mit bloßem Auge sichtbaren Zeichen einer EoE sind Längsfurchen, weiße Beläge, ringförmige Einschnürungen (sogenannte Ringbildung oder Trachealisierung – hier sieht die Speiseröhre ähnlich aus wie die Luftröhre) und eine derbe Schleimhaut, aus der die Probengewinnung schwierig ist. Die Veränderungen müssen nicht in der gesamten Speiseröhre vorliegen, sondern können auf einzelne Abschnitte beschränkt sein. Im fortgeschrittenen Stadium kann die Schleimhaut extrem dünn und brüchig sein (»Krepppapier-Zeichen«) und es kann eine Engstellung der Speiseröhre sichtbar sein. Im letzteren Fall spricht man von einer Stenose oder Striktur, die oft nur mit sehr schmalen Spezialendoskopen untersucht werden kann.

Die entnommenen Schleimhautproben werden im Labor mit Farbstoff eingefärbt und dann unter dem Mikroskop auf Entzündungszeichen untersucht. Für die Eosinophile Ösophagitis gilt, dass auf eine genau definierte Grundfläche im Sichtfeld des Mikroskops in mindestens 2 verschiedenen Proben mindestens 15 eosinophile Granulozyten gezählt werden müssen. Man spricht dann von einer »Eosinophilie«. Sind es weniger, so liegt entweder keine Eosinophile Ösophagitis vor, oder aber die Anzahl oder Qualität der Proben reicht für eine definitive Diagnose nicht aus. Da die Entzündung fleckförmig über die Speiseröhre verteilt und nicht unbedingt mit dem bloßen Auge sichtbar ist, kann es vorkommen, dass auch Proben aus entzündungsfreien Bereichen entnommen werden, die unter dem Mikroskop völlig unauffällig aussehen, während eine Probe aus einem benachbarten Areal deutliche Entzündungszeichen aufweist.

Sollten bei Ihnen die Symptome und die Bilder aus der Endoskopie nicht zu dem mikroskopischen Befund passen, wird Ihre Ärztin oder Ihr Arzt mit Ihnen besprechen, ob eine EoE mit ausreichender Sicherheit ausgeschlossen werden kann oder ob die Untersuchung zu einem späteren Zeitpunkt nochmals wiederholt werden sollte.

Gibt es keine einfachere Methode für die Diagnosestellung?

Die EoE kann – neben einer erhöhten Anzahl an eosinophilen Granulozyten in der Schleimhaut – auch mit einer erhöhten Anzahl an eosinophilen Granulozyten im Blutbild einhergehen. Die Zellzahl im Blut steigt jedoch auch aus verschiedensten anderen Gründen an, sodass sie zur Diagnostik der EoE nicht geeignet ist. Ähnlich ist es mit anderen Werten, die man durch eine Blutentnahme bestimmen könnte. Eine Bildgebung (Röntgen, CT, MRT, Ultraschall) ist ebenfalls nicht geeignet, um die Schleimhautveränderungen bei der EoE zu untersuchen, da diese Methoden hierfür eine zu geringe Auflösung haben. Eine zusätzliche Röntgenuntersuchung unter Schlucken von Kontrastmittel kann manchmal sinnvoll sein, um das Ausmaß einer Speiseröhrenverengung sichtbar zu machen oder um andere Ursachen für eine Speiseröhrenverengung festzustellen. Dies wird Ihre Gastroenterologin oder Ihr Gastroenterologe mit Ihnen besprechen.

Bis jetzt stellt eine Endoskopie mit Entnahme von Schleimhautproben damit die einzige Möglichkeit dar, eine EoE zu diagnostizieren. Ebenso müssen im weiteren Verlauf auch immer wieder Proben aus der Schleimhaut der Speiseröhre entnommen werden, um den Erfolg der Therapie zu überwachen.

Ist es immer eine EOE?

Wenn Sie bei sich oder Ihrem Kind eines der oben genannten Symptome feststellen (Seite 16), kommen dafür grundsätzlich verschiedene Ursachen infrage. So gehen beispielsweise auch Infektionen, chronisch entzündliche Darmerkrankungen oder eine gastroösophageale Refluxkrankheit mit einer erhöhten Eosinophilenzahl in der Schleimhaut einher. Auch gibt es – neben den bereits genannten – noch andere Erkrankungen, die zu Schluckbeschwerden führen können. Dies hat Ihre Ärztin oder Ihr Arzt bei der Diagnosestellung im Blick, und muss diese anderen Erkrankungen ausschließen. Hierfür sind neben der genauen Erhebung der Krankengeschichte und der Symptome manchmal noch weitere Untersuchungen (z. B. Analysen von Blut- oder Stuhlproben) notwendig, deren Durchführung teils einer Endoskopie vorangestellt wird. Welches Vorgehen in Ihrem individuellen Fall am sinnvollsten ist, wird man in Ihrer Praxis mit Ihnen besprechen.

Welche Allergiediagnostik ist bei der EoE sinnvoll?

Klassische Allergietests (spezifisches IgE, Haut-Prick-Test, Atopy-Patch-Test) können die individuellen Auslöser einer EoE aus dem Bereich der Nahrungsmittel oder Pollen leider nicht ausreichend sicher vorhersagen oder ausschließen. Daher wird in der aktuellen Leitlinie eine standardmäßige Durchführung dieser Tests bei Erwachsenen mit EoE nicht mehr empfohlen.

Dass die Aussagekraft spezifischer IgE-Antikörper gegen bestimmte Nahrungsmittel bei der Suche nach Triggern der EoE nicht ausreichend genau ist, liegt daran, dass die EoE nicht mit einer IgE-vermittelten Nahrungsmittelallergie gleichzusetzen ist. Denn bei der EoE spielen noch andere Reaktionswege des Immunsystems eine Rolle[19] (lesen Sie dazu noch einmal im Kapitel »Die Reaktion des Immunsystems«, Seite 12, nach). Ein positives Testergebnis, also der Nachweis spezifischer IgE-Antikörper gegen bestimmte Nahrungsmittel, kann daher am ehesten als Hinweis auf die eingangs erwähnte Barrierestörung der Schleimhaut gewertet werden.

Dass Allergietests auf der Haut einen etwas besseren Vorhersagewert bei der Suche nach individuellen Auslösern einer EoE haben als spezifische IgEs, liegt vermutlich daran, dass ihr Reaktionsprinzip den Abläufen bei der Entzündungsentstehung der EoE ähnlicher ist. Dass die Aussagekraft trotzdem nicht ausreichend ist, könnte daran liegen, dass die Haut z. B. auf dem Unterarm oder Rücken, wo diese Tests durchgeführt werden, doch anders reagiert als die Speiseröhre.

Sollte die Durchführung einer sehr aufwendigen 6-Food-Eliminationsdiät (mehr dazu im Kapitel »Was ist eine Eliminationsdiät?«, Seite 32) im Kindesalter jedoch Probleme bereiten, ist in besonderen Fällen eine Allergietest-gestützte Eliminationsdiät denkbar, bei der am ehesten ein Haut-Prick-Test zur Suche nach den auslösenden Lebensmittelgruppen infrage kommt.[20]

Sollten Sie oder ihr Kind zusätzlich an weiteren Erkrankungen aus dem Formenkreis der Atopien (Nahrungsmittelallergien, Neurodermitis, Pollenallergien, Asthma) oder an einem oralen Allergiesyndrom leiden, kann eine Allergiediagnostik nach allergologischer Rücksprache natürlich bezüglich dieser Erkrankungen sinnvoll sein.

Therapiemöglichkeiten

Eine EoE wird entweder mit Medikamenten oder mit einer speziellen Diät therapiert. Welche Behandlung infrage kommt, hängt von verschiedenen Faktoren ab.

Wurde die Diagnose einer EoE durch die Untersuchung von Gewebeproben aus der Speiseröhre gesichert, wird man mit Ihnen im nächsten Schritt die möglichen Therapieoptionen und den weiteren Ablauf der Behandlung besprechen (Seite 24). Grundsätzlich kommt hierfür entweder die Einnahme von Medikamenten (mehr dazu im Kapitel »Medikamentöse Therapie«, Seite 27), oder die Durchführung einer speziellen Diät infrage (diese wird im Kapitel »Was ist eine Eliminationsdiät?«, Seite 32, ausführlich behandelt).

Bei der Behandlung geht Ihre Ärztin bzw. Ihr Arzt in der Regel nach einem Standard vor, der in einer medizinischen Leitlinie empfohlen wird.[21] Leitlinien fassen den aktuellen Wissensstand zu Ursachen, Diagnostik und Therapie einer Erkrankung zusammen. Sie bewerten nach wissenschaftlichen Kriterien, bei welchen Diagnostik- und Therapiemöglichkeiten es die besten Belege für deren Nutzen und deren Wirksamkeit gibt. Auf diese Weise werden die Untersuchungen und Behandlungsmethoden herausgearbeitet, die in der breiten Anwendung am sinnvollsten und am besten geeignet sind, Betroffenen so rasch, effizient und langfristig wie möglich zu helfen. Da immer wieder neue Erkenntnisse gewonnen werden, werden Leitlinien regelmäßig überarbeitet.

Ziel aller EoE-Therapien ist es, eine sogenannte klinische und histologische Remission zu erreichen. Dies bedeutet, dass keine Symptome mehr vorliegen, dass bei der Spiegelung der Speiseröhre keine Veränderungen mit Krankheitswert mehr sichtbar sind und dass unter dem Mikroskop keine Entzündung mehr nachweisbar ist.

Das Schaubild »Ablauf der Therapie der EoE« (Seite 24) soll einen Überblick über den in der aktuellen Leitlinie empfohlenen Ablauf der Behandlung geben. Welche Therapie für wen geeignet ist und welche Überlegungen dabei in die Auswahl der Therapie mit einfließen – das werden Sie im folgenden Kapitel genauer erfahren.

Welche Therapie kommt für mich infrage?

Jede Therapie hat das Ziel, möglichst rasch eine Symptom- und Entzündungsfreiheit (Remission) herbeizuführen. Außerdem sollte dieser Zustand möglichst lange durch die Therapie erhalten werden. Bei der Entscheidung, welche Therapie im individuellen Fall am besten oder sinnvollsten ist, werden verschiedene Überlegungen einbezogen. Sowohl das Stadium der Erkrankung als auch das Alter und die Vorerkrankungen spielen eine Rolle. Auch bereits vorhandene Dauermedikamente müssen berücksichtigt werden, da manche Medikamente aufgrund von Wechselwirkungen nicht gleichzeitig eingenommen werden dürfen. Nicht zuletzt spielen Langzeitnebenwirkungen und die Zulassung einer Behandlung für eine bestimmte Patientengruppe eine Rolle.

Für die medikamentöse Therapie stehen drei Wirkstoffgruppen zur Verfügung: Lokal

Therapeutisches Management der Eosinophilen Ösophagitis – Therapiealgorithmus modifiziert nach Lucendo AJ et al. und Straumann A et al. In: Madisch A, Koop H, Miehlke S et al. S2k-Leitlinie Gastroösophageale Refluxkrankheit und eosinophile Ösophagitis der Deutschen Gesellschaft für Gastroenterologie, Verdauungs- und Stoffwechselkrankheiten (DGVS). Zeitschrift für Gastroenterologie 2023; 61: 862–933. © 2023. Thieme

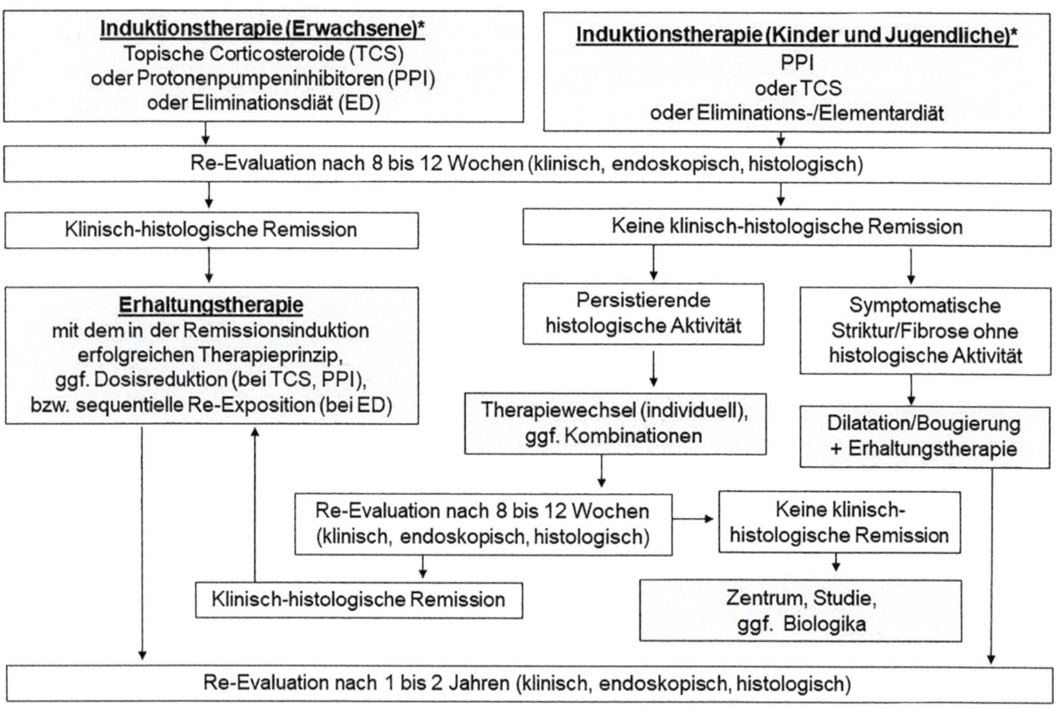

* Bei Striktur: immer TCS

wirksame Kortikoide (meist Budesonid), die entzündungshemmend wirken, Protonenpumpeninhibitoren (PPI), die die Freisetzung von Magensäure verringern und ebenfalls eine entzündungshemmende Wirkung haben, und ein Antikörper (Dupilumab), der in den Ablauf der Entzündungsreaktion eingreift. Als nicht medikamentöse Therapiemöglichkeit kommt für manche Patienten eine sogenannte Eliminationsdiät oder Auslassdiät infrage. Dabei verzichtet man für gewisse Zeit auf bestimmte Lebensmittelgruppen, die im Verdacht stehen, die Entzündung zu begünstigen, um herauszufinden, ob ein Verzicht zum Abklingen der Entzündung führt. Sollten auf diese Weise Auslöser der EoE gefunden werden, ist ein dauerhafter Verzicht auf manche Lebensmittelgruppen eventuell eine langfristige Therapieoption.

Therapie bei EoE ohne Engstelle in der Speiseröhre

Bei Patientinnen und Patienten ohne Engstelle in der Speiseröhre unterscheidet sich die »Rangfolge« der üblichen Therapien (lokal wirksame Kortikoide, Protonenpumpeninhibitoren, Eliminationsdiät) zunächst nach Alter:

Bei Erwachsenen stehen lokal wirksame Kortikoide – in der Regel der Wirkstoff Budesonid – für die Behandlung einer aktiven Entzündung an erster Stelle. Bei der wissenschaftlichen Bewertung dieser Behandlungsmethode hat sich gezeigt, dass fast 90 % der Patienten und Patientinnen sehr gut auf diese Therapie ansprechen und damit eine Entzündungsfreiheit der Schleimhaut erreichen (sogenannte Remission).[23] Damit hat Budesonid auch im Vergleich mit den anderen Behandlungsoptionen die höchste Erfolgsrate.

Hochdosierte Protonenpumpeninhibitoren (Remission bei ca. 50 % der Behandelten[24]) oder eine Eliminationsdiät können bei Erwachsenen ebenfalls eingesetzt werden. Als Eliminationsdiät wird in erster Linie eine 6-Food-Eliminationsdiät (6FED) empfohlen, da hier die Ansprechrate etwas höher liegt als bei den anderen Diätformen. Dabei verzichtet man auf 6 bestimmte Nahrungsmittelgruppen (Milch, Ei, Weizen, Soja, Nüsse, Fisch/Meeresfrüchte). Wenn die 6FED eine Herausforderung darstellt, können alternativ auch eine 2- oder 4-Food-Eliminationsdiät durchgeführt werden, bei der nur 2 bzw. 4 Lebensmittelgruppen weggelassen werden (dazu erfahren Sie mehr im Kapitel »Relevante Lebensmittelgruppen für die Diät«, Seite 40).

Bei Kindern steht eine hochdosierte Therapie mit Protonenpumpeninhibitoren (PPI) derzeit an erster Stelle. Dies liegt daran, dass es sich bei PPI um lange bekannte und gut verträgliche Medikamente handelt, die auch in der Langzeitbehandlung wenig Nebenwirkungen aufweisen. Alternativ kommen bei Kindern ebenso eine Behandlung mit Budesonid, eine Eliminationsdiät oder auch eine Ernährung mit hypoallergener Spezialnahrung in flüssiger Form infrage (sogenannte Elementardiät; dazu erfahren Sie mehr auf S. 59).[25]

Therapie bei EoE mit Engstelle in der Speiseröhre

Bei Vorhandensein einer Engstelle mit aktiver Entzündung der Speiseröhre wird empfohlen, sowohl im Kindesalter als auch bei Erwachsenen stets an erster Stelle mit einem lokal wirksamen Kortikoid (Budesonid) zu behandeln. Sollte die medikamentöse Behandlung nicht ausreichen und die Engstelle weiter bestehen, kann eine sogenannte endoskopische Dilatationstherapie erfolgen. Dabei wird im Rahmen einer Endoskopie eine mechanische Aufdehnung der Speiseröhre durch einen Ballon durchgeführt. In der Regel sind hierfür mehrere Sitzungen notwendig, bis ein Innendurchmesser der Speiseröhre erreicht wird, der wieder ein ungehindertes Schlucken ermöglicht.

Unter Berücksichtigung dieser Gesichtspunkte fällt Ihr Arzt oder Ihre Ärztin mit Ihnen gemeinsam die Entscheidung für eine der Therapien. Je nach Ansprechen auf die Therapien sind im Verlauf auch Kombinationstherapien möglich (z.B. Eliminationsdiät + PPI, Budesonid + Eliminationsdiät etc.).

Wie lange dauert die Therapie?

Die EoE ist eine chronische Erkrankung. Das bedeutet, dass sie nicht heilbar ist und nach einer Therapie nicht »für immer verschwindet«, aber dass durch eine Therapie ein Zustand erreicht werden kann, in dem die Erkrankung inaktiv ist und Entzündungsfreiheit herrscht. Hierfür ist nach jetzigem Kenntnisstand wahrscheinlich dauerhaft eine Form der Behandlung notwendig. Da die Erkrankung noch nicht lange genug bekannt ist, existieren noch nicht genügend Daten darüber, über welchen Zeitraum eine Dauertherapie am sinnvollsten fortgeführt werden sollte oder welche Betroffenen ein besonders hohes Risiko dafür haben, dass die Entzündung ohne Therapie erneut auftritt (hier spricht man von einem Rezidiv). Es ist möglich, dass der Zustand der Entzündungsfreiheit zeitweise auch ohne Dauertherapie bestehen bleiben kann. Sollten Sie sich gemeinsam mit Ihren Behandlern für einen Absetzversuch der Dauertherapie entschieden haben (keine Medikamente, keine Diät), sollten stets endoskopische Kontrollen geplant werden, um zu überwachen, ob die Entzündung zurückkehrt.

Wie wird die Therapie überwacht?

Wie in der Abbildung »Ablauf der Therapie der EoE« (Seite 24) dargestellt, wird nach Diagnose der EoE nach der 1. Endoskopie eine Therapie begonnen. Acht bis 12 Wochen danach ist eine Erfolgskontrolle notwendig (2. Endoskopie). Je nachdem, welche Therapie als erste gewählt wurde und ob bereits eine Entzündungsfreiheit (Remission) erreicht wurde oder nicht, geht es weiter:

Bei Erreichen einer Entzündungsfreiheit unter einer Therapie mit Budesonid oder Protonenpumpeninhibitoren (PPI) folgt die Phase der Erhaltungstherapie. Es wird empfohlen, diese Erhaltungstherapie mit demselben Medikament durchzuführen, mit dem der Therapieerfolg erreicht wurde. Im Falle von Budesonid und PPI wird getestet, wie weit die Dosis verringert werden kann, ohne dass die Entzündung zurückkehrt, um damit möglichst wenig Nebenwirkungen bei einer dennoch optimalen Wirkung des Medikamentes zu erzielen. Hierzu sind weitere Endoskopien nötig, in der Regel 8–12 Wochen nach einer Therapieänderung. Ist die minimal notwendige Dosis gefunden, wird laut europäischer Leitlinie zur Überwachung des Therapieerfolgs anschließend alle 1–2 Jahre eine Endoskopie empfohlen.[26]

Hatten Sie sich zu Beginn gemeinsam mit Ihrer Ärztin oder Ihrem Arzt für eine Eliminationsdiät entschieden, wird zunächst nach

6–8 Wochen durch eine Endoskopie überprüft, ob die Diät Erfolg hatte und eine Entzündungsfreiheit erreicht wurde. Bei der nun folgenden Wiedereinführung der einzelnen Lebensmittelgruppen sind meist mindestens 4–6 weitere Endoskopien im Abstand von jeweils 6–8 Wochen notwendig, um dabei den Einfluss jeder einzelnen Lebensmittelgruppe auf die Entzündung Ihrer Speiseröhre zu überprüfen. Sollten sich bestimmte Lebensmittelgruppen als Auslöser einer Entzündung bei Ihnen herausgestellt haben, ist eine Dauertherapie durch Auslass dieser Nahrungsmittel denkbar. Diese sollte unbedingt von einer erfahrenen Ernährungsfachkraft begleitet werden, und auch hier sind Kontrollendoskopien alle 1–2 Jahre sinnvoll.

Sollte sich herausstellen, dass Sie oder Ihr Kind mit einer gewählten Therapieform nicht oder nicht mehr zurechtkommen – insbesondere bei einer aufwendigen Auslassdiät – sollten Sie zeitnah mit Ihrer behandelnden Ärztin oder Ihrem Arzt Kontakt aufnehmen, um zu besprechen, wie die Therapiestrategie geändert werden kann.

Wichtig für alle Therapien

In diesem Kapitel werden die bei der EoE üblichen Therapien genauer beschrieben. Alle Therapien, sowohl mit Medikamenten als auch Ernährungstherapien, sollten von Fachleuten begleitet werden. Für die Therapie mit Medikamenten beschränkt sich die Beschreibung der Nebenwirkungen in diesem Buch auf die wichtigsten bzw. häufigsten gemäß Fachinformation; es wird kein Anspruch auf Vollständigkeit erhoben. Die Darstellungen in diesem Kapitel ersetzen nicht die individuelle ärztliche Aufklärung oder die Beratung durch eine Ernährungsfachkraft.

Medikamentöse Therapie

Protonenpumpeninhibitoren (PPI, »Säureblocker«)

Bekannte Vertreter dieser Wirkstoffgruppe sind z. B. Omeprazol oder Pantoprazol. Sie werden in Form von Tabletten oder Kapseln eingenommen. Für Kleinkinder besteht die Möglichkeit, diese in flüssiger Form zu verabreichen. Der Wirkstoff führt zu einer verminderten Säurebildung im Magen. Da es natürlicherweise stets mehrmals am Tag zu einigen Episoden mit Rückfluss (Reflux) von kleinen Mengen Mageninhalt in die Speiseröhre kommt, der nach Einnahme von PPI deutlich weniger sauer ist, wird der Kontakt der Speiseröhre mit Säure vermindert. Die Magensäure ist bei manchen Betroffenen ein relevanter Auslöser einer eosinophilen Entzündung der Speiseröhre, sodass sie besonders gut auf eine PPI-Therapie ansprechen. Zusätzlich vermutet man, dass PPI auch einen entzündungshemmenden Effekt haben.[27] Zur Remissionsinduktion (Erstbehandlung einer EoE oder Behandlung eines Rezidivs = einer erneut aufgeflammten Entzündung) wird eine hohe Dosis verwendet. Diese kann für die Dauertherapie in der Regel verringert werden.

Mögliche Nebenwirkungen Grundsätzlich ist das Medikament sehr gut verträglich. Als häufige bis gelegentliche Nebenwirkungen werden gutartige Drüsenpolypen des Magens, unspezifische Magen-Darm-Beschwerden (Übelkeit, Erbrechen, Bauchschmerzen, Blähungen, Verstopfung, Durchfall) oder Kopfschmerzen angegeben.[28] Mit manchen Medikamenten gibt es Wechselwirkungen, die bei der ärztlichen Verordnung beachtet werden müssen oder die eine gleichzeitige Anwendung von PPI auch verbieten. Bei einer Langzeitanwendung sollten die Eisenaufnahme, Vitamin-B_{12}-Aufnahme und Kalziumaufnahme ärztlich überwacht werden, da diese vermindert sein können und eine Blutarmut und eine verminderte Knochendichte zur Folge haben können.

Lokal wirksame Kortikoide

Unter den lokal wirksamen Kortikoiden wird üblicherweise Budesonid zur Behandlung der EoE eingesetzt. Es hat eine entzündungshemmende Wirkung. Es wird bei Jugendlichen und Erwachsenen in der Regel in Form einer Schmelztablette und bei Kleinkindern in flüssiger Form (Suspension) verabreicht. Die Tablette wird am Gaumen angedrückt und löst sich dort langsam durch den Speichel innerhalb von etwa 15 Minuten auf. Durch das Schlucken des Speichels gelangt das Medikament in die Speiseröhre und kann dort seine Wirkung entfalten. Während der Einnahme bis einschließlich 30 Minuten nach Auflösung der Tablette soll nicht gegessen oder getrunken werden. Auch andere Medikamente sollen in diesem Zeitraum nicht eingenommen werden, um das Budesonid nicht vor Ablauf der Einwirkzeit aus der Speiseröhre herauszuspülen. Um ihre volle Wirkung zu erreichen, darf die Tablette vor der Anwendung nicht aufgelöst werden und soll nicht im Ganzen geschluckt werden. Auch während und bis 30 Minuten nach der Einnahme von Budesonid als Saft sollte nicht gegessen oder getrunken werden.

Mögliche Nebenwirkungen Die Nebenwirkung, die bei der Anwendung von Budesonid am häufigsten beobachtet wird, ist eine Hefepilzinfektion von Mund, Rachen oder Speiseröhre (sogenannter Soor oder Candidose).[29] Diese kann in der Regel gut medikamentös behandelt werden. Es ist ratsam, sich 30 Minuten nach Einnahme gut den Mund auszuspülen, um Medikamentenreste daraus zu entfernen und damit die Wahrscheinlichkeit einer Pilzinfektion in der Mundhöhle zu verringern.

Budesonid ist überwiegend lokal wirksam und wird bei der EoE in einer eher niedrigen Dosis verabreicht. Trotzdem kann ein Teil der Dosis vom Körper aufgenommen werden. Bei einer Langzeittherapie mit Budesonid kann dabei die körpereigene Kortisolproduktion in der Nebennierenrinde herabgesetzt werden. Dies kann sich für die Dauer der Einnahme auf die Funktion der Nebennierenrinde, auf den Knochenstoffwechsel und bei Kindern auf das Längenwachstum auswirken.[30] Das Ausmaß ist am ehesten vergleichbar mit einer Langzeittherapie einer Asthma-Erkrankung, bei der ein Kortikoid-Spray inhaliert wird.[31] Es wird daher empfohlen, eine weitere Dauertherapie stets mit der niedrigsten wirksamen Dosis durchzuführen, wenn nach Beginn einer EoE-Therapie die Entzündungsfreiheit erreicht ist. Soll Budesonid nach einer längerfristigen Therapie abgesetzt werden, wird Ihr Kindergastroenterologe oder Ihre Kindergastroenterologin mit Ihnen besprechen, ob es sinnvoll ist, die Funktion der Nebennierenrinde zu überprüfen. Bei Erwachsenen scheint der Einfluss der Budesonideinnahme auf die Funktion der Nebennierenrinde und die körpereigene Kortisolproduktion eine eher geringe Rolle zu spielen.[32] Sollten während einer Therapie entsprechende Nebenwirkungen auftreten, kann es sinnvoll sein, noch unter der Therapie die Funktion der Nebennierenrinde zu untersuchen und gegebenenfalls eine andere Behandlungsform zu wählen.

Biologikatherapie (Antikörpertherapie)

Die jüngste Therapiemöglichkeit bei der EoE ist das Biologikum Dupilumab. Es handelt sich dabei um einen besonderen Eiweißstoff, einen sogenannten Antikörper, der an zwei bestimmte Botenstoffe des Immunsystems andocken kann. Diese Botenstoffe spielen beim Ablauf der Entzündungsreaktion bei der EoE eine sehr wichtige Rolle. Durch die Bindung von Dupilumab an diese Botenstoffe wird die Reaktionskette unterbrochen und die Entzündung wird gestoppt. Dupilumab ist in Deutschland für die Behandlung der EoE bei Erwachsenen und Kindern ab 1 Jahren zugelassen, wenn andere übliche Behandlungsformen (also Budesonid, PPI, Eliminationsdiät) versagt haben oder bei der betroffenen Person nicht angewandt werden können. Das Medikament kann auch bei jüngeren Kindern eingesetzt werden. Da für Kinder mit EoE unter 1 Jahr keine offizielle Zulassung besteht, ist vor Anwendung ein Antrag auf Übernahme der Behandlungskosten bei der Krankenkasse Ihres Kindes notwendig.

Das Medikament muss 1 × pro Woche mit einer feinen Nadel ins Unterhautfettgewebe am Bauch oder am Oberschenkel gespritzt werden, ähnlich wie bei Insulin in der Diabetesbehandlung oder wie bei einer Spritze zur Vorbeugung einer Thrombose. Dies funktioniert sehr einfach und kann in der Regel durch die Betroffenen selbst oder durch Angehörige (z. B. Eltern, Partner) durchgeführt werden.

Mögliche Nebenwirkungen Das Medikament ist in der Regel sehr gut verträglich. Die häufigsten Nebenwirkungen sind Infekte der oberen Atemwege und eine Entzündung der Schleimhaut des Nasen-Rachen-Raumes.[33]

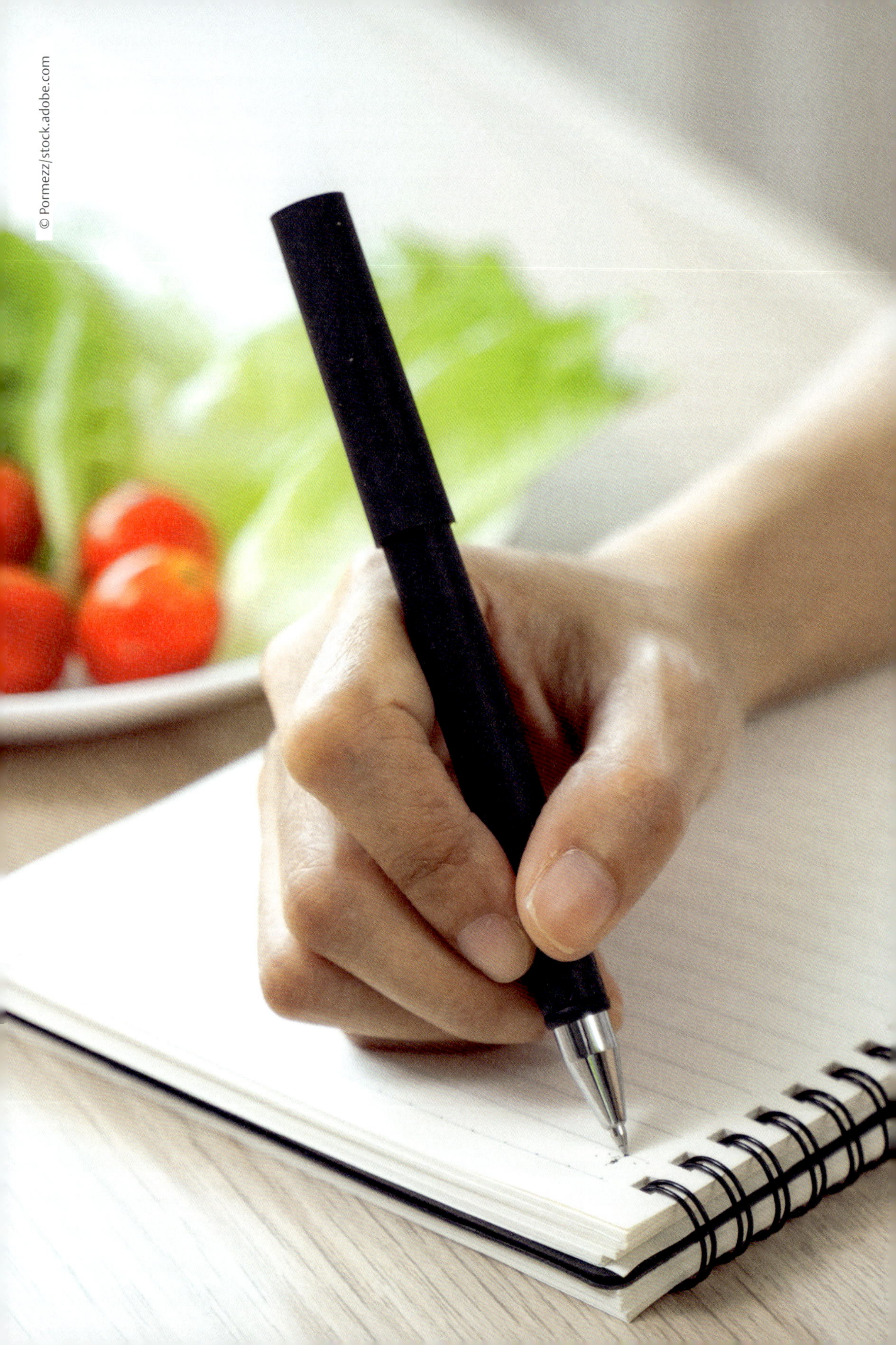

Ernährungstherapie: Eliminationsdiät

Zur Ernährungstherapie der EoE sind unterschiedliche Formen der Auslassdiät möglich. Auf die seltener angewandte Elementardiät gehen wir am Kapitelende kurz ein.

Was ist eine Eliminationsdiät?

Bei dieser Diätform wird durch Ausschließen und anschließendes Wiedereinführen von Lebensmitteln versucht, Auslöser der Entzündung zu finden.

Nach derzeitigem Verständnis geht man davon aus, dass die Entzündung in der Speiseröhre bei einem Teil der EoE-Betroffenen durch den Kontakt mit Nahrungsmittelallergenen ausgelöst wird. Man spricht hier von sogenannten »Auslösern« oder »Triggerfaktoren«. Welches diese Auslöser sind, gilt es herauszufinden.

Hierzu soll durch eine spezielle Diät der Kontakt der Speiseröhre mit Allergenen vermindert werden. Dabei handelt es sich um Ernährungsformen, bei denen man bestimmte Lebensmittelgruppen eine Zeit lang von seinem Speiseplan streicht (eliminiert), und anschließend unter endoskopischen Verlaufskontrollen wieder einführt. Das Ziel ist zunächst herauszufinden, ob die Entzündung durch den verminderten Allergenkontakt überhaupt zum Erliegen kommt. Ist dies der Fall, muss untersucht werden, welche Auslöser im individuellen Fall für die Entzündung verantwortlich sind. Können Auslöser identifiziert werden, kommt eine individuelle Eliminationsdiät als mittel- bis langfristige Therapieoption oder aber als Ergänzung zu einer bestehenden medikamentösen Therapie infrage.

Zunächst entscheiden Sie gemeinsam mit Ihrer Ärztin bzw. Ihrem Arzt, welche Diätform am ehesten für Sie infrage kommt. Vor Beginn der Diät ist eine Ernährungsberatung durch eine entsprechend geschulte Fachkraft sinnvoll.

Die erste Phase der Diät dauert in der Regel 6–8 Wochen. Ihr Ziel ist die sogenannte »Remissionsinduktion«, es soll also eine Entzündungsfreiheit der Schleimhaut erreicht werden. Dies wird durch eine anschließende Kontrollendoskopie überprüft.

Hatte die Diätphase Erfolg, soll in der zweiten Phase (Testphase) versucht werden, individuelle Nahrungsmitteltrigger zu identifizieren. Hierzu werden in der Regel die weggelassenen Nahrungsmittelgruppen einzeln wieder eingeführt. Sechs bis 8 Wochen nach jeder Wiedereinführung einer Nahrungsmittelgruppe folgt eine Endoskopie.

Sollte sich hier zeigen, dass nach Wiedereinführen von z.B. Milchprodukten plötzlich wieder eine Entzündung in der Speiseröhre nachweisbar ist, wäre Milcheiweiß bei Ihnen ein individueller Auslöser der Entzündung.

Sollte im Rahmen der ersten Kontrollendoskopie nach Beginn der Diät weiterhin eine Entzündung in Ihrer Speiseröhre nachweisbar sein, kommt eine Erweiterung der Auslassdiät um weitere Lebensmittelgruppen infrage. Sollten Sie jedoch bereits mit der umfassendsten Form (6-Food-Eliminationsdiät oder sogar Elementardiät) gestartet haben, spricht die Erkrankung bei Ihnen offenbar nicht ausreichend auf eine Diät an, sodass man eine andere Therapieform (medikamentöse Therapie) in Betracht ziehen muss.

Verschiedene Varianten der Eliminationsdiät

Bei der Auslassdiät sind verschiedene Konzepte untersucht worden. Es gibt die sogenannte »1-Food-Eliminationsdiät« (1FED, Auslass von Milchprodukten), die »2-Food-Eliminationsdiät« (2FED, zusätzlich Auslass von Weizen + Verwandten wie Dinkel/Emmer/Einkorn, teilweise auch aller glutenhaltiger Getreide), die »4-Food-Eliminationsdiät« (4FED, zusätzlich Auslass von Ei und Soja sowie teilweise weiterer Hülsenfrüchte) und die »6-Food-Eliminationsdiät« (6FED, zusätzlich Auslass von Nüssen/Erdnüssen und Fisch/Meeresfrüchten). Diese ist die bekannteste Variante der verschiedenen Auslassdiäten, da sie mit Milch, Weizen, Ei, Soja, Nüssen und Fisch/Meeresfrüchten die 6 Nahrungsmittelgruppen beinhaltet, die am häufigsten für eine Entzündungsreaktion und auch für die Entstehung einer allergischen Reaktion verantwortlich gemacht werden.

Da es sich bei der Eliminationsdiät um eine Ernährungsform handelt, bei der viele Lebensmittel ausgeschlossen werden, ist es sehr wichtig, sich in dieser Phase von einer erfahrenen Ernährungsfachkraft begleiten zu lassen. So können das Risiko für eine Mangelernährung rechtzeitig erkannt und eine ausreichende Versorgung mit Nährstoffen sichergestellt werden.
Es ist zudem empfehlenswert, vor Beginn der Diätphase das Gewicht zu überprüfen. Es sollte während der Durchführung nicht zu einem Gewichtsverlust kommen. Insbesondere bei Kindern muss eine unzureichende Nährstoffzufuhr, eine damit verbundene Gedeihstörung oder Beeinträchtigung einer altersgerechten Entwicklung unbedingt vermieden werden.

Außerdem gibt es die gezielte Eliminationsdiät auf Basis einer individuellen Anamnese/Allergietestung und die Elementardiät (siehe S. 59).

Die Auswahl der Diätform sollte immer gemeinsam mit dem behandelnden Arzt oder der Ärztin besprochen, individuell festgelegt und durch eine geschulte Ernährungsfachkraft begleitet werden. Bei der Entscheidung, welche Variante der Eliminationsdiät Sie wählen, kommen folgende Überlegungen zum Tragen:

- Eine Eliminationsdiät stellt für das Alltagsleben eine Herausforderung dar: Wie kann ich gewährleisten, dass mir oder meinem Kind auch beim Essen »auswärts« keine Diätfehler unterlaufen, und wie ist eine solch einschränkende Diät mit meinem

Sozialleben vereinbar (Kantine, Mittagsbetreuung, Restaurantbesuch, Essen mit Freunden oder der Familie)?
- Erlaubt mein Ernährungszustand die Durchführung einer einschränkenden Diät?
- Motivation und Durchhaltevermögen: Je weniger Verzicht notwendig ist, desto leichter ist eine Auslassdiät umzusetzen, was eher für einen Einstieg mit weniger Einschränkungen spricht. Allerdings kann es auch enttäuschend oder schwierig sein, bei Nichterfolg einer 2- oder 4-Food-Diät im nächsten Schritt auf noch mehr Lebensmittelgruppen zu verzichten. Hingegen stellt ein Verzicht auf 6 Lebensmittelgruppen mit anschließender Wiedereinführung einzelner Lebensmittel zwar eine größere logistische Herausforderung dar und ist mit einer größeren Gefahr für eine Mangelernährung verbunden, ist eventuell jedoch leichter zu akzeptieren, da auf den anfänglichen Verzicht überwiegend »Lockerungen« folgen.
- Die Anzahl der notwendigen Endoskopien:[34] Bei der 6-Food-Eliminationsdiät sind nach Beginn der Therapie rechnerisch mindestens 7 und manchmal mehr Endoskopien notwendig, bis alle Nahrungsmittelgruppen ausgetestet sind und die individuellen Trigger feststehen. Eine 2- oder 4-Food-Elimination hat den Vorteil, dass eine Chance besteht, dass die individuellen Trigger bereits unter den 2 bis 4 Lebensmittelgruppen zu finden sind und damit weniger Endoskopien notwendig werden.
- Die Dauer der Testphase und damit die Phase der Ernährungseinschränkungen: Die Testphase für eine einzelne Lebensmittelgruppe dauert in der Regel 6–8 Wochen.[35] Bei 6 Lebensmittelgruppen dauert die Testphase damit mindestens 36 Wochen, bei 2 oder 4 Lebensmittelgruppen entsprechend weniger (aber noch immer mindestens 12 bzw. 24 Wochen).

Nach Leitlinie wird zunächst eine 6-Food-Eliminationsdiät empfohlen, da man möglichst rasch eine Entzündungsfreiheit in der Speiseröhre erzielen möchte und die 6FED im Vergleich zu den anderen Diätformen eine etwas höhere Ansprechrate hat. Sollten Sie hingegen zu den Betroffenen gehören, die nicht auf die 6FED ansprechen, wäre auch dies bereits nach 6–8 Wochen im Rahmen der ersten Kontrollendoskopie klar, und es würde weniger Zeit vergehen, bis eine passende Therapie für Sie gefunden wird. Denn sollten Sie mit einer 2- oder 4-Food-Eliminationsdiät beginnen und die Therapie jeweils bei Nichtansprechen erweitern, würden bis zu dieser Erkenntnis weitere 6–12 Wochen vergehen und 1–2 weitere Kontrollendoskopien notwendig sein.

Eine allergietestgesteuerte Diät wird für das Erwachsenenalter nicht empfohlen, da der Zusammenhang zwischen einer Sensibilisierung für einen Trigger und der Auslösung einer EoE durch diesen Trigger nicht sicher genug ist (Seite 22). Bei Kindern kann eine individuelle, allergietestbasierte Diät nach Haut-Prick- oder Patch-Test versucht werden, wenn es Probleme bei der Akzeptanz der 6-Food-Eliminationsdiät gibt.

Bei einer Datenanalyse zum Vergleich der Wirksamkeit verschiedener Diätformen bei der EoE bei Kindern und Erwachsenen konnte gezeigt werden, dass sowohl die gezielte Eliminationsdiät als auch die 1-/4-/6-FED ähnlich effektiv waren. Bei der Datenanalyse wurden die Ergebnisse von 34 Studien mit insgesamt über 1700 Patientinnen und Patienten miteinander verglichen. Im Vergleich schnitt die 6-Food-Eli-

Vor- und Nachteile der verschiedenen Eliminationsdiäten

Diätetischer Ansatz	Vorteile	Nachteile	Beurteilung
Elementardiät (ED): Formulanahrung auf Basis von Aminosäuren, (mehr dazu auf S. 59).	höchste Ansprechrate bis zur ersten Kontrollendoskopie	besonderer Geschmack der Nahrung, Verlangen nach fester Kost, soziale Einschränkung, eingeschränkte Lebensqualität, fixe Mindestmengen zur Deckung des Bedarfes nötig	bei Säuglingen vorübergehend als alleinige Nahrung möglich, nach dem Säuglingsalter nur für kurze Zeit/zur vorübergehenden Unterstützung bei Mangelernährung; als Sondenkost
6FED Verzicht auf: • Milch • Weizen • Ei • Soja • Nüsse • Fisch/Meeresfrüchte	hohe Ansprechrate bis zur ersten Kontrollendoskopie	hohe Anforderungen an Nahrungszubereitung, extreme Anpassung des Speiseplans, sehr schwierige Bedarfsdeckung, soziale Einschränkung, eingeschränkte Lebensqualität, im Anschluss sehr lange Phase der Diagnostik mit vielen Endoskopien	Diätform der Wahl bei hohem Leidensdruck durch die Erkrankung bei gleichzeitig gutem Ernährungszustand und Ressourcen (Zeit, Motivation, Wissen) zur Lebensmittelzubereitung und zur Durchführung der Diät
4FED Verzicht auf: • Milch • Weizen • Ei • Soja (falls kein Ansprechen: Erweiterung auf 6FED möglich)	mäßige Ansprechrate bis zur ersten Kontrollendoskopie, im Anschluss weniger Endoskopien nötig als bei ED und 6FED	hohe Anforderungen an Nahrungszubereitung, starke Anpassung des Speiseplans, schwierige Bedarfsdeckung, soziale Einschränkung, eingeschränkte Lebensqualität, im Anschluss lange Phase der Diagnostik mit vielen Endoskopien	siehe 6FED mit dem Vorteil, dass weniger häufige Auslöser wie Nüsse und Fisch/Meeresfrüchte nicht gemieden werden müssen
2FED Verzicht auf: • Milch • Weizen (falls kein Ansprechen: Erweiterung auf 4FED/6FED möglich)	weniger Einschränkungen, weniger Endoskopien, vor allem, wenn ein Ansprechen bereits nach der ersten Diätphase beobachtet wird	evtl. längere Zeit bis zum Ansprechen, wenn nach der ersten Phase auf eine 4- bzw. 6FED erweitert werden muss	individueller Ansatz mit weniger Einschränkungen und folglich niedrigerem Leidensdruck durch die Diät
1FED Verzicht auf: • Milch (falls kein Ansprechen: Erweiterung auf 2FED/4FED/6FED möglich)	siehe 2FED, Milch bei Kleinkindern als besonders häufiger Trigger	siehe 2FED	siehe 2FED, erhöhter Stellenwert evtl. im Säuglings-/Kleinkindesalter

Basierend auf: Reese, I.: Diätetische Optionen bei eosinophiler Ösophagitis. Allergologie 2022; 45: 749–757. DOI 10.5414/ALX02362.

minationsdiät hier etwas besser ab als die anderen Diätformen. Mit ihr erreichten etwa 60 % der Patientinnen und Patienten eine Remission. Die 4-Food- und 1-Food-Eliminationsdiät erzielten jeweils bei ca. 50 % der Behandelten einen Erfolg. Die gezielte, also allergietestgesteuerte Eliminationsdiät, war bei nur etwa 45 % der Behandelten erfolgreich. Insgesamt waren die Unterschiede zwischen den Erfolgsraten der Diäten jedoch nicht statistisch signifikant. Dies bedeutet, dass keine der Diäten allen anderen deutlich überlegen war.

Damit erscheint es nach jetzigem Kenntnisstand durchaus vertretbar, die Entscheidung für eine Diätform unter Berücksichtigung der individuellen Situation der Patientin/des Patienten und seiner Familie gemeinsam mit dem betreuenden Fachpersonal zu treffen.[36] Insgesamt erzielten im Rahmen dieser großen Datenanalyse 54 % (also etwas mehr als die Hälfte) der behandelten Patientinnen und Patienten eine histologische Remission, d. h., dass keine Entzündung mehr in der Schleimhaut nachweisbar war. Dies bedeutet im Umkehrschluss, dass eine Diät bei etwas weniger als der Hälfte der Behandelten leider nicht ausreichend wirksam war.

Ansprechrate bei der Elimination einzelner Lebensmittelgruppen

Gemiedene Lebensmittelgruppen/Diätform	Ansprechrate * (% der untersuchten Patienten)
gezielte Eliminationsdiät	~ 46 %
Milch (1-Food-Eliminationsdiät)	~ 51 % bzw. 18 % (Ki.)/33 % (Erw.)
Milch + Weizen (2-Food-Eliminationsdiät)	~ 43 %
Milch + Weizen + Ei + Soja/Hülsenfrüchte (4-Food-Eliminationsdiät)	~ 49 bzw. 60 %
Milch + Weizen + Ei + Soja/Hülsenfrüchte + Fisch/Meeresfrüchte (6-Food-Eliminationsdiät)	~ 61 bzw. 79 %
alle Eliminationsdiäten (gezielte E., 1-/4-/6-Food-Eliminationsdiät)	~ 54 %

*Ansprechrate: In den Studien von Mayerhofer[37] bzw. Molina-Infante[38] ermittelte Anteile an Patientinnen und Patienten, die durch die Anwendung der jeweiligen Diätform eine Entzündungsfreiheit der Speiseröhre erreichten (Remission).

Die Tabelle auf Seite 35 gibt einen Überblick über die Vor- und Nachteile der verschiedenen Eliminationsdiäten.

Wie ermittelt man individuelle Nahrungsmitteltrigger?

Leider kann durch einen einfachen Allergietest (Blutuntersuchung auf spezifisches IgE, Haut-Prick-Test, Atopy-Patch-Test) nicht sicher festgestellt werden, welche der 6 Lebensmittelgruppen im individuellen Fall nun zur Auslösung einer Entzündung bei der EoE beitragen. Auch sind bereits bekannte Trigger einer IgE-vermittelten Nahrungsmittelallergie bei demselben Patienten nicht unbedingt gleichzeitig Auslöser der EoE. Denn die Mechanismen der Immunreaktion bei der EoE sind zwar ähnlich, aber nicht genau gleich wie bei einer IgE-vermittelten Nahrungsmittelallergie (lesen Sie dazu noch einmal im Kapitel »Entstehung und Ursachen«, Seite 11, nach): Ein positives (auffälliges) Ergebnis im Allergietest bedeutet nicht, dass dieses Lebensmittel auch zwingend gleichzeitig die EoE triggert. Andersherum bedeutet ein negatives (unauffälliges) Ergebnis des Allergietests, dass das Lebensmittel trotzdem als Trigger infrage kommen kann.

Die Auslöser der EoE sind bei den Betroffenen zwar grundsätzlich unterschiedliche. Es gibt jedoch eine gewisse Häufung, d. h., dass viele Menschen auf dieselben Auslöser aus dem Bereich der Lebensmittelgruppen reagieren, die in unserer Ernährung häufig vorkommen. Aus diesem Grund wird in der Regel anstelle einer individuellen gezielten Diät eine sogenannte »empirische« Diät durchgeführt, welche versuchsweise die 1–6 Lebensmittelgruppen meidet, die besonders häufig an der Auslösung der Entzündungsreaktion bei der EoE beteiligt sind: Milch, Weizen, Ei, Soja, Nüsse sowie Fisch/Meeresfrüchte. Die meisten Betroffenen reagieren dabei auf 1–3 dieser 6 Lebensmittelgruppen.

Es hat sich gezeigt, dass die 6 Lebensmittelgruppen, statistisch betrachtet, unterschiedlich häufig als Auslöser der Entzündung identifiziert werden. In einer Studie[39] konnte z. B. gezeigt werden, dass etwa 43 % der Patienten gut auf eine Auslassdiät für Milch und Weizen bzw. glutenhaltiges Getreide ansprachen (»2-Food-Eliminationsdiät«). Wurden zusätzlich Ei und Soja/Hülsenfrüchte weggelassen, lag die Ansprechrate bei etwa 60 % der untersuchten Personen (»4-Food-Eliminationsdiät«). Wurden zusätzlich Nüsse und Fisch/Meeresfrüchte (»6-Food-Eliminationsdiät«) weggelassen, sprachen in dieser Studie 79 % der Betroffenen auf eine Eliminationsdiät an. Daraus lässt sich schließen, dass aus diesen 6 Lebensmittelgruppen Milch und Weizen/verwandte Getreide am häufigsten als Auslöser einer EoE vorkommen, gefolgt von Ei und Soja/Hülsenfrüchten. Der Anteil der Patienten, bei denen auch Nüsse oder Fisch/Meeresfrüchte eine Rolle spielen, ist am kleinsten. Aus diesem Grund gibt es den oben beschriebenen Ansatz, nach Absprache mit dem Behandlungsteam im Sinne einer 2- oder 4-Food-Eliminationsdiät vorzugehen, um zunächst weniger Lebensmittelklassen ausschließen zu müssen und trotzdem eine relativ gute Aussicht auf Erfolg der Diät zu haben. Sollte sich hierdurch keine Besserung der Entzündung zeigen, kann die Diät wie beschrieben jeweils im nächsten Schritt erweitert werden. Da Milch bei Kindern ein besonders häufiger Auslöser ist, gibt es den Ansatz, besonders bei kleineren Kindern zunächst mit einer Auslassdiät ausschließlich für Milch zu beginnen.[40]

Es kann sein, dass in Ihrem individuellen Fall keine dieser 6 Lebensmittelgruppen die Entzündung triggert, sondern dass Sie einen anderen individuellen Auslöser haben. Wenn hierzu ein Verdacht besteht, kann es sinnvoll sein, dieses Lebensmittel nach ärztlicher Rücksprache zusätzlich – oder ausschließlich im Sinne einer gezielten Eliminationsdiät – zu meiden. Bitte sprechen Sie immer mit Ihrer Ärztin oder Ihrem Arzt, bevor Sie ein Lebensmittel meiden. Ein längerfristiges Meiden »auf Verdacht« birgt die Gefahr von gegebenenfalls unnötigem Verzicht oder Nährstoffmangelzuständen.

Vor Beginn einer Diätphase (unabhängig davon, wie viele Lebensmittelgruppen gemieden werden sollen) sollte immer ein Ernährungs- und Symptomprotokoll angefertigt und zusammen mit einer Ernährungsfachkraft ausgewertet werden. Geht aus dem Protokoll zum Beispiel hervor, dass die oder der Betroffene nur sehr selten (z. B. 2 × im Monat) Milchprodukte zu sich nimmt, so ist es nicht sinnvoll, eine Eliminationsdiät nur für Milch zu beginnen. Der Verzehr von Milchprodukten ist in diesem Beispiel bereits vor Beginn der Diätphase so gering, dass ein Einfluss auf die EoE unwahrscheinlich scheint. Gleiches gilt, wenn andere der 6 Lebensmittelgruppen bisher noch nie oder kaum gegessen wurden. Das Ernährungs- und Symptomprotokoll kann auch dazu genutzt werden, um rückwirkend festzustellen, ob es nach dem Verzehr eines bestimmten Lebensmittels regelmäßig zu einer Verschlechterung der Beschwerden kam. Dann ist es sinnvoll, dieses Lebensmittel auf die »Liste der Verdächtigen« mit aufzunehmen und gegebenenfalls zu meiden.

Da sowohl die 1-, 2-, 4- und die 6-Food-Eliminationsdiät als auch die Identifizierung weiterer möglicher individueller Trigger einiges an Fachwissen erfordern, ist eine enge Zusammenarbeit und ausführliche Anamnese mit Ihrem Arzt oder Ihrer Ärztin und vor allem Ihrer Ernährungsfachkraft entscheidend.

Kann ich selbst herausfinden, was meine EoE triggert?

Merkmale einer EoE sind zum einen die Vermehrung bestimmter Entzündungszellen in der Schleimhaut der Speiseröhre (histologische Zeichen) und zum anderen eine eingeschränkte Funktion der Speiseröhre (klinische Zeichen). Als Besonderheit kann es vorkommen, dass die Erkrankung in einem frühen Stadium (»Entzündungsstadium«) bei manchen Betroffenen nur wenige bis keine Symptome verursacht, und erst in einem späteren Stadium (»Fibrosestadium«) für den Patienten spürbar wird: dann, wenn die Speiseröhre z.B. bereits deutlich verengt oder die Beweglichkeit deutlich eingeschränkt ist. Außerdem ist die Sensibilität in diesem Bereich von Mensch zu Mensch sehr unterschiedlich ausgeprägt. Dies bedeutet, dass Personen ohne frühe Symptome bereits über viele Monate bis Jahre offenbar Kontakt zu auslösenden Nahrungsmittelgruppen hatten, ohne davon etwas zu spüren. Hinzu kommt, dass es einige Zeit dauert (zwischen 2 bis zu etwa 6–8 Wochen), bis nach regelmäßigem Kontakt zu einem auslösenden Nahrungsmittel eine Reaktion der Schleimhaut nachweisbar ist.[42] Es besteht also nicht immer ein enger zeitlicher Zusammenhang von Nahrungsmittelaufnahme und Auftreten des Symptoms. So kann es sein, dass z.B. Milch der individuelle Auslöser ist, ein Patient jedoch Schmerzen beim Schlucken von Brot verspürt – nicht, weil Brot (Weizen) in diesem Moment eine akute Reaktion in der Speiseröhre auslöst, sondern weil die Entzündung durch Milch getriggert wurde, Brot aber eine festere Konsistenz hat, die schwerer geschluckt werden kann. Aus diesen Gründen ist es sehr schwierig, allein durch die Symptomatik auf eine Reaktion der Schleimhaut zu schließen, sodass stets auch eine Endoskopie zur Überprüfung einer Reaktion und damit zur Identifizierung eines Triggers notwendig ist.

Ein erst wenig beschriebenes Symptom einer EoE ist das sogenannte »FIRE«-Syndrom[43] (food-induced immediate response of the esophagus; »unmittelbare nahrungsmittelinduzierte Reaktion der Speiseröhre«). Hierbei gaben 40 % der erwachsenen EoE-Betroffenen in einer Umfrage an, in einem engen zeitlichen Zusammenhang (5 Minuten bis maximal 2 Stunden) nach dem Genuss von bestimmten Lebensmitteln – insbesondere frischen Früchten oder Hülsenfrüchten und Wein – ein unangenehmes Gefühl in der Speiseröhre zu haben. Es wurde mit Brennen, Druck- oder Engegefühl umschrieben und unterschied sich von den Schluckbeschwerden, die die Befragten ansonsten gewohnt waren. Auch bei Kindern scheint das Syndrom aufzutreten.[44] Bisher sind das Syndrom und dessen Ursache jedoch noch nicht gut untersucht oder verstanden.

Die Symptome einer EoE können auch mit einem oralen Allergiesyndrom (OAS) verwechselt werden. Das orale Allergiesyndrom wird auch als pollenassoziierte Nahrungsmittelallergie bezeichnet. Hier kann es bei Personen, die allergisch auf Pollen reagieren, zu einer Kreuzreaktion auf bestimmte Lebensmittel kommen. Dies liegt an der Ähnlichkeit der Eiweiße des Pollens mit den Eiweißen in einem Lebensmittel. Wird ein solches Lebensmittel verzehrt, können z. B. eine Rötung um den Mund, ein Kribbeln oder eine Schwellung der Mundschleimhaut oder Schluckbeschwerden auftreten. Eine typische Kreuzreaktion besteht beispielsweise zwischen Birkenpollen und Apfel. Wenn Sie allergisch auf Birkenpollen reagieren, kann es sein, dass Sie beim Verzehr von rohem Apfel oben genannte Symptome entwickeln. Der Körper »verwechselt« quasi die beiden Proteine und reagiert deshalb auch auf den Apfel. Die betroffenen Lebensmittel haben meist keinen relevanten Einfluss auf die Auslösung einer EoE. Sollte der Verdacht bestehen, dass Sie an einem oralen Allergiesyndrom leiden, kann das Aufsuchen einer allergologischen Praxis sinnvoll sein, um dies näher zu untersuchen und zwischen den Symptomen einer EoE und eines OAS besser trennen zu können.

Ohne Therapie den Spontanverlauf der EoE abwarten?

Das Risiko für die Entwicklung einer Engstelle in der Speiseröhre (Striktur, Stenose) ist umso höher, je länger die Entzündung der Speiseröhre andauert. Gleichzeitig entwickelt eine relevante Anzahl der Betroffenen – aber eben nicht alle – diese schwere Komplikation der EoE. Leider weiß man bislang noch zu wenig darüber, welche Risikofaktoren dazu führen, dass manche Betroffene einen schwereren Krankheitsverlauf haben als andere. Diese Risikofaktoren zu kennen, wäre sehr hilfreich, um zu unterscheiden, bei wem man die Therapieziele streng auslegen muss, und bei welchen Betroffenen »ein wenig Entzündung« toleriert werden kann, solange sie sich dadurch nicht gestört fühlen. Da jedoch noch nicht genügend Informationen hierzu vorliegen, kann nur dringend empfohlen werden, eine vorliegende Entzündung stets zu behandeln, um eine Verengung der Speiseröhre auf lange Sicht zu vermeiden.

Relevante Lebensmittelgruppen für die Diät

Auf 6 Lebensmittelgruppen – Milch, Weizen, Ei, Soja, Nüsse, Fisch/ Meeresfrüchte – liegt bei der EoE-Therapie ein besonderes Augenmerk.

Bei einer Eliminationsdiät werden gezielt bestimmte Lebensmittelgruppen weggelassen, von denen bekannt ist, dass sie zu den häufigen Auslösern der Entzündung bei der EoE gehören. Wir stellen Ihnen diese vor und erklären Ihnen, worin sie enthalten sein können. Außerdem erhalten Sie Hinweise darauf, welche Ersatzprodukte es gibt. Bitte beachten Sie, dass Sie womöglich nicht alle 6 Lebensmittelgruppen gleichzeitig meiden müssen – etwa wenn Sie eine 2-Food- oder 4-Food-Eliminationsdiät umsetzen. In diesem Fall suchen Sie sich einfach die für Sie wichtigen Informationen heraus.

Zum Umgang mit der Spurenkennzeichnung

Auf vielen Lebensmitteln findet sich eine Kennzeichnung von Spuren. So kann ein Snack aus roten Linsen beispielsweise die Aufschrift »kann Spuren von Weizen enthalten« tragen.

Dieser Spurenhinweis ist gesetzlich nicht verpflichtend. Ein Lebensmittelhersteller muss also nicht angeben, ob seine Produkte »Spuren von …« enthalten können oder nicht. Ein Produkt mit Kennzeichnung von Spuren kann diese also tatsächlich enthalten – es kann aber auch völlig frei von Spuren sein. Ebenso kann ein Produkt ohne Spurenkennzeichnung trotzdem Spuren enthalten. Die Kennzeichnung von Spuren liefert uns also keinen sicheren Hinweis auf eine Vermischung eines Lebensmittels mit einer unerwünschten Lebensmittelgruppe. Nicht zuletzt deshalb gibt es derzeit keine einheitliche Empfehlung zum Umgang mit Spuren für Menschen mit EoE.

Da es einen relevanten Kontakt zwischen Lebensmittel und Schleimhaut geben muss, um Einfluss auf den Entzündungsprozess zu nehmen, scheinen Spuren aufgrund der geringen Menge eher nicht von Bedeutung bei der Entstehung und Aufrechterhaltung der EoE zu sein.

Ein Beispiel: Wenn Sie vegan leben und ohnehin keine Milchprodukte zu sich nehmen, dann können diese als Trigger Ihrer EoE mit großer Sicherheit ausgeschlossen werden.

Ihr veganes Lieblingsmüsli kann laut Kennzeichnung aber Spuren von Milch enthalten. Selbst wenn Sie das Müsli täglich zum Frühstück essen, stellen die darin eventuell enthaltenen Spuren wahrscheinlich keine relevante Menge dar, die die Entzündung verstärken würde, und Sie wissen ja auch gar nicht, ob die deklarierten Spuren tatsächlich im Lebensmittel vorkommen. Sie können das Müsli also weiterhin essen.

Trotz aller Unsicherheiten bezüglich enthaltener Spuren: Es kann sinnvoll sein, dass Spuren in Ihrem individuellen Fall gemieden werden sollten. Besprechen Sie am besten mit ihrem Arzt oder Ihrer Ärztin, wie Sie den Umgang mit Spuren handhaben sollen.

Wie beurteile ich ein Lebensmittel auf Tauglichkeit?

Wenn Sie beurteilen möchten, ob ein Produkt für Sie geeignet ist oder nicht, lesen Sie am besten die Zutatenliste. Hier müssen alle Zutaten, die bei der Herstellung eines Produktes verwendet wurden, aufgelistet werden. Ist keine Zutat dabei, die Sie meiden müssen, können Sie das Produkt kaufen.

Die Zutatenliste sollte nicht mit der Nährwerttabelle verwechselt werden. Hier lässt sich erkennen, wie viele Kalorien, Fett, Eiweiß usw. das Produkt enthält. Diese Informationen sind für die Entscheidung, ob ein Produkt geeignet ist oder nicht, irrelevant. Hier zählt allein die Zutatenliste.

Wichtig Da es in der Beratungspraxis öfter zu Verunsicherung kommt, sei darauf hingewiesen, dass die Angabe »Eiweiß« oder »Protein« in der Nährwerttabelle lediglich den Gesamteiweiß-/Gesamtproteingehalt des Produktes anzeigt. Das bedeutet nicht, dass in dem Produkt Ei oder Eiklar verwendet wurde! Von dieser Angabe sollten Sie sich also nicht verunsichern lassen und nur auf die Zutatenliste achten.

Hinweis zum korrekten Lesen der Zutatenliste

Butterkeks mit 13 % Butter und 70 % Vollkornmehl

Zutaten: Weizenvollkornmehl (70 %), Zucker, **Butter** (13 %), Karamellzuckersirup, Backtriebmittel (Ammoniumhydrogencarbonat, Natriumhydrogencarbonat), Salz, **Vollmilchpulver**, Säureregulator (Natriumcarbonat).
Kann Spuren von Soja enthalten.

→ Das ist die Zutatenliste. Sie ist auf den meisten Verpackungen von Lebensmitteln abgedruckt. Wenn hier keine »verbotenen« Lebensmittel aufgelistet sind, können Sie das Produkt kaufen.

Durchschnittliche Nährwerte	Je 100 g
Brennwert	1818 kJ / 432 kcal
Fett	12,0 g
- davon gesättigte Fettsäuren	8,0 g
Kohlenhydrate	69,0 g
- davon Zucker	25,0 g
Ballaststoffe	7,0 g
Eiweiß	8,5 g
Salz	0,58 g

→ Das sind die Nährwertangaben – wenn Sie der Kaloriengehalt oder eine andere Angabe interessiert, können Sie hier nachlesen. Ansonsten finden Sie hier keine für die 6FED relevanten Informationen.

→ Angabe des Gesamteiweißgehalts im Produkt; nicht gleichzusetzen mit Hühnerei/Eiklar!

Milch und Milchprodukte

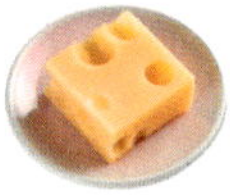

Die meisten Menschen verzehren mehrmals am Tag Milchprodukte: Angefangen bei dem Schluck Milch im morgendlichen Kaffee, über Joghurt im Müsli, die Sahnesoße beim Mittagessen bis zum Käse auf dem Brot am Abend – so oder so ähnlich könnte die Verwendung von Milchprodukten aussehen.

Wenn Sie im Rahmen Ihrer Eliminationsdiät auf Milch verzichten möchten, dann sind hiervon alle Arten von tierischer Milch (also Kuhmilch, Ziegenmilch, Schafsmilch etc.) betroffen. Aber wie erkennt man nun, ob ein Lebensmittel Milch oder Milchbestandteile enthält?

Einige Lebensmittel sind ganz offensichtlich aus Milch hergestellt, etwa Joghurt, Käse, Pudding, Sahne, Butter, Frischkäse, Quark, Buttermilch, Molke, Schmand, Kefir und Hüttenkäse. Bei anderen Lebensmitteln ist der Einsatz von Milchprodukten sehr wahrscheinlich – aber nur ein Blick auf die Zutatenliste verrät, ob auch tatsächlich Milch enthalten ist. Lebensmittel, die häufig Milch enthalten, sind zum Beispiel Eis, Schokolade, Schokoriegel, Milchbrötchen, Kekse, Kuchen, Müsli und Cerealien, Brotaufstrich, Backmischungen, fertige Saucen oder Suppen, Gewürzmischungen, Tiefkühlgerichte, Buttergemüse, Milchshakes, Müsliriegel, Margarine, Dips, fertige Teige, Antipasti, Pizza, Wurst, Mayonnaise. Diese Liste ist nicht vollständig und dient nur als erste Übersicht. Wenn Sie prüfen möchten, ob ein Lebensmittel Milch oder Milchbestandteile enthält, sollten Sie die Zutatenliste intensiver prüfen (siehe dazu den Kasten unten).

Was deutet auf Milch oder Milchbestandteile hin?

Folgende Begriffe auf der Zutatenliste deuten auf Bestandteile von Milch im Produkt hin: Milch, Joghurt, Käse, Quark, Molke, Buttermilch, Sahne, Butter, Casein, Laktose (Milchzucker), hydrolysiertes Milchpulver, Molkepulver, Lactalbumin, Lactoglobulin, Rahm, Topfen, Milchalbumin, Milcheiweiß, Magermilchpulver.

Ersatz

Möchten Sie Milchprodukte ersetzen, eignen sich zum Beispiel pflanzliche Milchsorten wie Hafer-, Reis- und Kokosdrink. Diese unterscheiden sich in ihrem Nährstoffprofil allerdings deutlich von Kuhmilch. So enthalten die Alternativen meist wesentlich weniger Fett und Eiweiß sowie kaum Vitamine oder Spurenelemente. Es ist daher empfehlenswert, auf angereicherte Milchalternativen zurückzugreifen – hier sind dann zum Beispiel Kalzium oder Vitamin D zugesetzt. Das ist besonders wichtig, da Sie im Rahmen der 6FED ja für mehrere Wochen auf Milchprodukte und die damit einhergehenden Nährstoffe verzichten. Angereicherte Milchalternativen können zumindest einen kleinen Ersatz für die fehlenden Nährstoffe liefern. Ob eine Milchalternative angereichert ist, erkennen Sie meist auf den ersten Blick. Hier wird dann zum Beispiel mit »plus Kalzium und Vitamin D« geworben. Spätestens ein Blick auf die Zutatenliste verrät, ob Vitamine oder Mineralstoffe zugesetzt worden sind.

Achtung Soja- und Mandeldrink sind zwar auch beliebte Alternativen für Kuhmilch – aufgrund ihrer Basis aus Soja oder Nüssen jedoch nicht 6FED-konform. Eine ausführliche Übersicht über Milchersatzprodukte finden Sie im Kapitel »Tipps für Vorratskammer und Kühlschrank« (Seite 50).

Hinweis für Kleinkinder Wenn nicht gestillte Kinder unter zwei Jahren im Rahmen der 6FED Kuhmilch ausschließen müssen, sollte eine spezielle Formularnahrung als Milchersatz eingesetzt werden.[45] Die herkömmlichen Milchalternativen aus Hafer und Reis können insbesondere den Protein- und Fettgehalt, aber auch den Kalziumgehalt von Kuhmilch nicht ersetzen. Gerade für kleine Kinder ist eine ausreichende Aufnahme dieser Nährstoffe aber essenziell. Eine Formulanahrung kann dann entweder getrunken oder zum Beispiel zur Herstellung von Brei oder Müsli verwendet werden. Beachten Sie jedoch, dass angerührte Formulanahrung (auch zur Breiherstellung) nicht über 40°C erhitzt werden darf. Das Pulver kann vom Kinderarzt verschrieben werden. Es wird zwar auch auf Basis von Kuhmilcheiweiß hergestellt, das Protein ist hier aber so stark aufgespalten, dass der Körper es nicht mehr als Kuhmilcheiweiß erkennt und nicht darauf reagiert.

Weizen

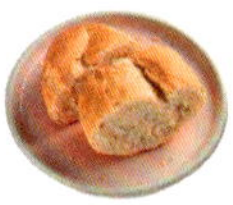

Der Verzicht auf Weizen dürfte für die meisten Betroffenen die größte Umstellung bedeuten. Weizen findet sich in sehr vielen Lebensmitteln des täglichen Gebrauchs, denn er ist in vielen verarbeiteten Lebensmitteln enthalten, in denen man ihn auf den ersten Blick nicht vermutet. So kann es gut sein, dass die Lieblings-Mettwurst oder das Salatdressing für den Gurkensalat Weizenmehl enthalten. Einige Lebensmittel enthalten sehr offensichtlich Weizenmehl. So zum Beispiel Brot, Brötchen, Nudeln, Kuchen, Kekse, fertige Teige, Knabbergebäck und Panaden.

Was deutet auf versteckten Weizen hin?

Folgende Begriffe auf der Zutatenliste deuten auf Weizen im Produkt hin: Weizen, Weizenmehl/-vollkornmehl, Weizenprotein, Gries, Couscous, Bulgur; Bier. Dinkel, Einkorn, Emmer und Kamut sind eng verwandt mit Weizen – daher sollten Sie auch auf diese Getreidearten verzichten. Ausnahme: Weizenstärke ist erlaubt, da sie keine Proteine mehr enthält.

Es gibt Lebensmittel, bei denen Sie vielleicht gar nicht auf die Idee kommen, dass Weizen enthalten sein könnte und somit vergessen, die Zutatenliste zu studieren. Ein Beispiel hierfür wären Couscous, Bulgur oder eine Flasche Radler. Couscous und Bulgur bestehen beide aus 100% Weizen. Einige Biersorten (darunter natürlich das »Weizenbier«) enthalten ebenfalls Weizen, an den man eventuell nicht direkt denkt. Diese Beispiele zeigen, dass es insbesondere beim Weizen sinnvoll ist, die Zutatenliste der Lebensmittel wirklich gründlich zu überprüfen. Das kostet beim Einkaufen dann zwar etwas mehr Zeit – dafür vermeiden Sie aber den Verzehr von verstecktem Weizen, der Ihren Diäterfolg verringern könnte.

Ersatz

Anstelle des Weizens können Sie auf andere Getreidearten zurückgreifen. So zum Beispiel Hafer, Roggen und Gerste. Wenn Sie beim Bäcker oder im Supermarkt nun Brot und Brötchen kaufen, sollten Sie immer genau nachfragen bzw. nachschauen. Denn ein als »Roggenbrot« bezeichnetes Produkt kann durchaus auch einen relevanten Anteil Weizenmehl enthalten. Beim Bäcker können Sie nach einem reinen Roggenbrot fragen. Hier ist dann wirklich nur eine einzige Mehlsorte verarbeitet. Bei abgepackten Broten aus dem Supermarkt sollten Sie die Zutatenliste genau studieren, um versteckten Weizen zu erkennen.

Im Kapitel »Tipps für Vorratskammer und Kühlschrank« (Seite 50) finden Sie weitere konkrete Tipps für den Austausch von Weizennudeln, Weizen im Müsli etc.

Wenn Sie im Alltag häufiger Fertigprodukte verwenden, wäre zu überlegen, ob Sie für die Dauer der Diätphase mehr Gerichte selbst zubereiten. Salatdressing ist hier ein gutes Beispiel. Wenn ihr Lieblings-Fertigdressing Weizen enthält, können Sie zunächst schauen, ob Sie ein vergleichbares Produkt ohne Weizen finden. Falls nicht, stellen Sie zum Beispiel eines der Rezepte für Salatdressings aus dem Rezeptteil dieses Buches selbst her – das ist nicht aufwendig und schmeckt meist sogar noch besser!

Sonderfall Gluten Einige Arbeitsgruppen raten, dass bei einer 6FED nicht nur auf Weizen, sondern gänzlich auf Gluten verzichtet werden sollte. Hier gibt es zum aktuellen Zeitpunkt keine einheitlichen Empfehlungen. Der Verzicht auf Gluten würde dann neben den oben genannten Getreidearten auch den Verzehr von Roggen und Gerste ausschließen. Sofern Ihnen ärztlich nichts anderes verordnet wurde, ist gemäß der aktuellen Leitlinie zur Behandlung der Eosinophilen Ösophagitis nicht explizit ein Verzicht auf Gluten gefordert, sondern nur der Verzicht auf Weizen und artverwandtes Getreide angezeigt.

Ei

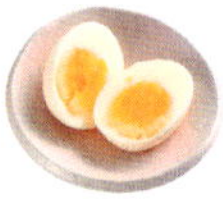

Hühnerei ist – ähnlich wie Kuhmilch – häufiger Bestandteil unseres Speiseplans. Manchmal ist uns das gar nicht bewusst. Aber in welchen Lebensmitteln wird häufig Ei als Zutat verwendet? Hier wären zum Beispiel Kekse, Kuchen, Mayonnaise, Backwaren, Quiche, Panaden, Nudeln, Tortellini, Schupfnudeln und diverse Fertigprodukte zu nennen.

Ersatz

Auf gekochtes Ei, Rührei, Spiegelei und Eiersalat aus Hühnerei muss jetzt erst einmal verzichtet werden – das ist klar. Aber was können Sie tun, wenn Sie sonntags gerne ausgiebig brunchen – mit Rührei, Speck und Co.? Mittlerweile gibt es eine große Auswahl an Ei-Ersatzprodukten für unterschiedlichste Einsatzzwecke: So finden Sie zum Beispiel passende Ersatzprodukte für das Ei im Kuchen, für Rührei und sogar für Eischnee zum Backen von Makronen. Sie sollten jedoch genau darauf achten, welches Produkt Sie wählen, denn mit einem Ei-Ersatz zum Backen wird Ihnen wahrscheinlich kein »Rührei« gelingen. Hierfür gibt es eigene Rezepturen und Produkte. Eier anderer Tierarten (z. B. Wachtel, Strauß, Ente) sind – ebenso wie Milch anderer Tierarten (siehe im Kapitel »Milch und Milchprodukte«, Seite 40) – nicht geeignet. Man geht davon aus, dass die enthaltenen Eiweiße (Proteine) sich zu sehr ähneln und ebenfalls eine Entzündung auslösen würden.

Sie könnten natürlich auch einfach auf die Eier im Rezept Ihres Lieblingskuchens verzichten – es ist aber gut möglich, dass das Resultat nicht ganz zufriedenstellend ausfällt. Eier verleihen Backwaren Struktur, Elastizität und Feuchtigkeit. Lässt man die Eier aus dem Rezept nun einfach ersatzlos weg, kann es passieren, dass die Backwaren trocken und hart werden.

Mit dem richtigen Produkt und ein wenig Übung gelingt das Kochen und Backen mit den Ersatzprodukten wunderbar. Wie bereits bei den Milchersatzprodukten gilt es aber darauf zu achten, dass nur 6FED-konforme Zutaten im Produkt enthalten sind. Ein Ei-Ersatzprodukt auf Sojabasis ist zum Beispiel ungeeignet.

Neben den fertigen Ei-Ersatzprodukten gibt es – gerade beim Backen – noch weitere Möglichkeiten, Eier zu ersetzen. Dies gelingt mit folgenden Tricks:

- Leinsamen: 1 Ei = 1 EL gemahlenen Leinsamen mit 3 EL Wasser verrühren und 5 Minuten quellen lassen. Wenn Sie keine gemahlenen Leinsamen zu Hause haben, könnten Sie die ganzen Samen zum Beispiel in einer Kaffeemühle mahlen.
- Banane: 1 Ei = 60 g Banane (ohne Schale) mit der Gabel zerdrückt
- Apfelmus: 1 Ei = 70 g Apfelmus

Tipp Wenn Sie nach Ei-freien Produkten im Supermarkt suchen, dann lohnt sich ein Blick in die »vegane Ecke«. Denn vegane Produkte enthalten grundsätzlich kein Ei. Wichtig ist es dann jedoch darauf zu achten, dass auch die anderen Zutaten im Produkt 6EFD-konform sind und nicht doch Soja, Nüsse und Co. enthalten. Eine Übersicht über Eiersatzprodukte finden Sie im Kapitel »Tipps für Vorratskammer und Kühlschrank« (Seite 50).

Was deutet auf Hühnerei hin?

Folgende Begriffe auf der Zutatenliste deuten auf Hühnerei im Produkt hin: Vollei, Eigelb, Trockenei, Flüssigei, Eiprotein, Lecithin aus Ei (E 322), Lysozym aus Ei (E 1105)

Soja

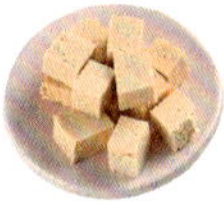

Sojaprodukte wie Tofu, Joghurt-Alternative auf Sojabasis oder Sojasauce erfreuen sich insbesondere bei Personen, die vegetarisch essen, großer Beliebtheit. Die Sojabohne kann sehr vielfältig verwendet werden und enthält hochwertiges Eiweiß, sodass es mittlerweile eine Vielfalt von Sojaprodukten in den Supermärkten gibt.

Hier liegt jedoch auch eine Gefahr: Soja wird gelegentlich in Produkten eingesetzt, in denen man es nicht erwarten würde. So enthalten glutenfreie Produkte häufig Sojamehl. Fertigprodukte können ebenfalls Sojabestandteile oder Sojasauce enthalten. Das gilt insbesondere für asiatische Lebensmittel wie Reis- oder Nudelpfannen, Frühlingsrollen oder Dumplings. Sojalecithin findet sich häufig in Süßigkeiten und Schokolade.

Wenn Sie im Rahmen der 6FED auf Sojaprodukte verzichten müssen, sollten Sie bestimmte Begriffe auf der Zutatenliste meiden (siehe den Kasten »Was deutet auf Soja hin?«).

Was deutet auf Soja hin?

Folgende Begriffe auf der Zutatenliste deuten auf Soja im Produkt hin: Tofu, Sojasoße, Edamame, Kinako, Miso, Shoyu, Tempeh, Tamari, Okara, Sojalecithin sowie die Lebensmittelzusatzstoffe E 322 und E 426.

Ersatz

- Tofu: Wer einen Ersatz für Tofu sucht, kann nach einem vergleichbaren Produkt auf Basis von Kichererbsen Ausschau halten. Das manchmal als »Kofu« bezeichnete Produkt enthält keine Sojabestandteile und ist daher auch während der 6FED geeignet.
- Sojasauce: Als Ersatz für Sojasauce eignen sich die »Coconut Aminos«. Diese Würzsauce auf Basis von Kokosblütenzucker ähnelt geschmacklich der Sojasauce.
- Joghurt-Alternative auf Sojabasis: Ein 6FED-konformer Ersatz wäre eine Joghurt-Alternative auf Kokosbasis (Achtung – hier geht es nicht um Kokosgeschmack. Es ist wichtig, dass der Joghurt auf Kokosbasis hergestellt ist und nicht etwa Milch, Soja oder Nüsse enthalten sind).
- Sojadrink: Hafer- oder Reisdrink können als Ersatz verwendet werden.

Nüsse

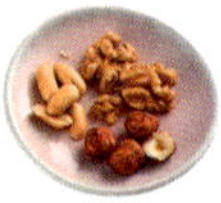

Zu den Nüssen zählen hier alle Arten von Nüssen. So zum Beispiel Walnüsse, Haselnüsse, Mandeln, Paranüsse, Pecannüsse, Macadamianüsse, Cashewkerne, Pistazien und Erdnüsse. Nicht alle der genannten Nüsse sind auch botanisch gesehen Nüsse. Erdnüsse beispielsweise zählen eigentlich zu den Hülsenfrüchten. Da aber alle der genannten Nüsse umgangssprachlich als Nüsse bezeichnet werden, verwenden wir diese Begrifflichkeit auch im weiteren Verlauf des Buches.

Nüsse werden oft für süßes Gebäck wie Kekse und Kuchen verwendet. Aber auch in Schokolade, Müsli, Salaten oder Knabbereien sind sie zu finden. Ein Blick auf die Zutatenliste verrät, ob Nüsse enthalten sind. Neben den Namen der Nüsse gibt es in dieser Kategorie keine unklaren Begrifflichkeiten, hinter denen sich Nüsse verstecken können.

Beachten! Vegane Alternativen für Milchprodukte werden häufig auf Basis von Nüssen hergestellt (z. B. Mandeldrink, Käse auf Basis von Mandelprotein). Diese Produkte sind für Sie nicht geeignet, sofern Sie im Rahmen der 6FED auf Nüsse verzichten müssen.

Ersatz

Wenn Sie bisher gerne Nüsse als Zwischenmahlzeit oder als Zutat in Kuchen oder Müsli verwendet haben, könnten Sie nun geröstete Kürbis- oder Sonnenblumenkerne als Ersatz nehmen. Hierfür geben Sie die Kerne in einen Topf ohne Fett und erhitzen sie unter regelmäßigem Wenden, bis sie leicht braun werden. Vorsicht: Die Saaten verbrennen sehr schnell, daher schon bei einer leichten Bräunung und Röstaromen vom Herd nehmen. Bevor Sie die gerösteten Saaten in ein Glas füllen können, sollten sie vollständig abkühlen, um Feuchtigkeitsbildung im Glas zu verhindern.

Ein weiterer Nussersatz für Kuchen und Co. sind Erdmandeln. Diese tragen zwar die

Mandel im Namen, haben aber nichts mit der Nuss zu tun. Erdmandeln sind eigentlich die Wurzelknollen eines Grasgewächses. Sie finden Erdmandelmehl oder Erdmandelflocken in der Drogerie oder im Bioladen. Sie können es gut als Zutat für Kuchen, Müsli und Gebäck verwenden.

Die Kokosnuss trägt zwar die Nuss im Namen, muss im Rahmen der Eliminationsdiät aber in der Regel nicht gemieden werden. Produkte auf Kokosbasis (z.B. Joghurt-Alternative auf Kokosbasis) stellen während einer Eliminationsdiät eine tolle Alternative zu Produkten aus Milch oder Nüssen dar.

Fisch und Meeresfrüchte

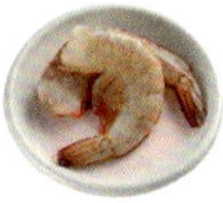

Auf Fisch und Meeresfrüchte zu verzichten, ist verhältnismäßig einfach. Sie sind selten irgendwo unerwartet zugesetzt, sodass das Risiko eines versehentlichen Verzehrs gering ist. Zu Fisch und Meeresfrüchten zählen alle Arten von Fischen, Tintenfisch, Muscheln sowie Schalentiere wie Krabben, Krebse und Hummer.

Für diese Lebensmittelgruppe gibt es kaum einen adäquaten Ersatz, sodass es sinnvoll scheint, häufig verwendete Fischgerichte für die Dauer der Diätphase vom Speiseplan zu streichen. Man findet in gut sortierten Supermärkten zwar veganen Ersatz für Räucherlachs, allerdings ist dieser meist auf Basis von Ei, Soja- oder Nussprotein hergestellt und somit ungeeignet.

Da Fisch aber ein wichtiger Lieferant für Omega-3-Fettsäuren darstellt, sollte man diese bei mehrwöchigem Weglassen von Fisch supplementieren.

Hier sollte ein Präparat aus Algenöl verwendet werden. Je nach Dosierung wird es täglich oder wöchentlich eingenommen. Auf Fischöl sollte während der Eliminationsdiät verzichtet werden. Je nach Reinheitsgrad könnten vereinzelt Proteinreste im Fischöl enthalten sein, welche Einfluss auf die EoE haben könnten. Algenöl stellt in diesem Fall eine hochwertige und sichere Alternative dar.

Kritische Nährstoffe während der 6FED

In der Tabelle »Alternativen für kritische Nährstoffe« (Seite 48) sind ausgewählte Nährstoffe angeführt, die während der 6FED kritisch sind. Das bedeutet, dass hier die Gefahr für Mangelernährung besteht, da wichtige Lieferanten des entsprechenden Nährstoffes aus der Ernährung ausgeschlossen werden. Sie finden in der Tabelle ebenfalls Alternativen, auf die Sie während der 6FED zurückgreifen können, um einem Mangel vorzubeugen.

Es scheint recht einfach, die »verbotenen« Lebensmittel nur wegzulassen und »darum herum« zu essen – dadurch wird die Ernährung allerdings sehr einseitig und der Körper nicht ausreichend mit Nährstoffen versorgt. Die Tabelle verdeutlicht, dass es insbesondere während der 6FED wichtig ist, ausgewogen und vielfältig zu essen, um Nährstoffmängel zu verhindern.

Alternativen für kritische Nährstoffe bei einer 6 FED

Kritischer Nährstoff	Ungeeignet während 6FED, bei Ausschluss aber Gefahr der Mangelernährung	Gute Alternative während 6FED, um Mangelernährung vorzubeugen
Protein	Milchprodukte, Fisch, Eier, Nüsse, Sojaprodukte	Fleisch, Saaten, Hülsenfrüchte, Proteinsupplemente (Achtung: ohne Milch, Ei, Soja)
Kalzium	Milchprodukte, Nüsse	grünes Blattgemüse (Spinat, Grünkohl, Mangold, Feldsalat), Hummus, Sesammus, Saaten, Sesam, angereicherte Milchalternativen, Kalzium-Supplemente
Zink	Meeresfrüchte, Sojaprodukte, Nüsse	Rindfleisch, Geflügelfleisch, Sesam, Bohnen
Eisen	Eier, Soja	rotes Fleisch, Hülsenfrüchte, Kürbis, Saaten
Selen	Nüsse, Fisch, Ei	Rindfleisch, Geflügelfleisch, Sonnenblumenkerne, Kürbiskerne, Sesam
Vitamin A	Milchprodukte	Leber, Süßkartoffel, Karotten, Butternutkürbis, grünes Blattgemüse, pflanzliche Öle
Vitamin D	kaum in Nahrung enthalten	Supplemente
Vitamin E	Weizenkeime, Nüsse	Pflanzenöle, Saaten
Vitamin B_{12}	Milch und Milchprodukte, Fisch, Meeresfrüchte, Eier	Fleisch, angereicherte Milchalternativen (Achtung ohne Ei und Soja)

Basierend auf Groetch, M. et al.: Dietary Therapy and Nutrition Management of Eosinophilic Esophagitis, 2017.

Vorbereitung und Start

Sie haben sich für eine Eliminationsdiät entschieden! Um möglichst reibungslos damit zu starten, empfehlen wir ein paar Vorbereitungen.

Wenn Sie sich für eine Ernährungstherapie entschieden haben, sollten Sie gemeinsam mit Ihrem Arzt bzw. Ihrer Ärztin festlegen, ob Sie zunächst auf 1, 2, 4 oder alle 6 Lebensmittelgruppen verzichten sollen. Wenn Sie auf 2 Gruppen verzichten sollen, handelt es sich meist um Milch und Weizen. Sollen Sie auf 4 Gruppen verzichten, handelt es sich meist um Milch, Weizen, Ei und Soja. Zur Sicherheit sollen Sie aber auf jeden Fall abklären, welche Lebensmittelgruppen Sie zuerst weglassen sollen.

Es ist sinnvoll, sich zu Beginn der Diät ein wenig mit der aktuellen Vorratskammer und dem Kühlschrank zu befassen. Welche Lebensmittel verwenden Sie regelmäßig? Enthalten diese »verbotene« Zutaten? Falls ja, sollten Sie die Produkte für einige Zeit aussortieren. Wenn sie nicht leicht verderblich sind, wie z. B. Nudeln, dann bewahren Sie sie ruhig für einige Wochen im Keller auf. Vielleicht können Sie sie ja nach Abschluss der Diät wieder essen. Verderbliche Lebensmittel, auf die Sie verzichten sollten, können von anderen Familienmitgliedern verbraucht oder z. B. an Nachbarn verschenkt werden.

Es ist jetzt wichtig, dass Sie sich etwas ausführlicher mit den »verbotenen« Inhaltsstoffen befassen. Wo sind sie häufig enthalten? Hinter welchen Bezeichnungen verstecken sie sich in der Zutatenliste?
Für alle Produkte, die Sie bisher gerne gekauft, aber jetzt aussortiert haben, können Sie eine Liste mit Ersatzprodukten erstellen. Einen Vordruck zum Ausfüllen finden Sie hinten im Buch (Seite 106). So fällt es Ihnen beim Einkaufen und Kochen leichter, den Überblick zu behalten. Vielleicht fallen Ihnen selbst Ersatzprodukte ein oder Sie schauen im Kapitel »Relevante Lebensmittelgruppen für die Diät« (Seite 40) nach Ideen zum Austausch.

Sobald Sie sich ein wenig eingelesen haben, die Vorratskammer gefüllt ist und Sie sich bereit fühlen, können Sie mit der Diät starten. Sie müssen damit nicht unbedingt sofort von 0 auf 100 loslegen. Sie können sich auch 1–2 Wochen Zeit nehmen, um langsam anzufangen. Länger sollte die Einführungsphase aber nicht dauern, denn die »richtige« Diätphase startet erst, wenn wirklich alle 6 Lebensmittelgruppen (bzw. 2 oder 4 Lebensmittelgruppen) ausgeschlossen worden sind. Wichtig ist, dass dies nun für die nächsten 6–8 Wochen konsequent umgesetzt wird. Nur so erreichen Sie im Idealfall einen Rückgang der Entzündung und können anschließend herausfinden, welche Lebensmittelgruppe(n) für Sie auch langfristig eher ungünstig ist.

Wenn es für Sie einfacher ist oder wenn Kinder eine Diät so leichter akzeptieren, spricht nichts dagegen, wenn sich andere Familienmitglieder (z. B. die Eltern), die im selben Haushalt leben, ebenfalls für einige Zeit an der neuen Ernährungsweise beteiligen. Dies setzt jedoch voraus, dass diese Personen gesund sind und nicht unter gravierenden medizinischen Problemen, einer Essstörung, Mangelzuständen oder einer Gedeihstörung leiden. Für nicht betroffene Kleinkinder ist eine sehr einschränkende, nicht notwendige Diät generell nicht empfehlenswert. Ein längerfristiger kompletter Verzicht auf alle 6 Lebensmittelgruppen ist für Personen ohne EoE ebenfalls nicht zu empfehlen.

So kann es zum Beispiel für alle Familienmitglieder zum gemeinsamen Mittag- oder Abendessen Buchweizennudeln anstelle der üblichen Spaghetti aus Weizen geben. In die Schule nehmen die Geschwister aber weiterhin das beliebte Toastbrot mit und der Partner oder die Partnerin isst in der Kantine wie gewohnt.

Wichtige Hygienemaßnahmen Um das Risiko einer versehentlichen Kontamination der 6FED-Lebensmittel zu verringern, sollte vermieden werden, dass z. B. ein Schneidebrett verwendet wird, auf dem zuerst ein Weizenbrot und direkt anschließend eine Gurke geschnitten wird. Es ist dann nicht sichergestellt, dass die eigentlich 6FED-konforme Gurke nicht doch mit Weizen kontaminiert wird.

Ähnlich verhält es sich mit gemeinsam genutzten Lebensmitteln wie z. B. einem Glas Marmelade. Wenn ein Familienmitglied sich einen Weizentoast mit Marmelade bestreicht und dann mit dem Messer wieder in das Glas geht, kann nicht sichergestellt werden, dass nicht Weizenkrümel in der Marmelade verblieben sind.

Für die Dauer der 6FED sollten benutztes Geschirr und gemeinsam benutzte Lebensmittel also nicht geteilt werden.

Gereinigtes Geschirr kann selbstverständlich von allen Mitgliedern des Haushaltes benutzt werden (gespülte Teller und Messer können von allen verwendet werden – egal was vorher damit gegessen wurde).

Tipps für Vorratskammer und Kühlschrank

Wenn Sie mit der Ernährungstherapie beginnen, ist es ratsam, die Vorratskammer und den Kühlschrank neu zu bestücken, damit Sie immer etwas zum Kochen und für Zwischendurch griffbereit haben. Dabei ist es nicht immer einfach, einen Ersatz für bisher genutzte Produkte zu finden, da 2, 4 oder 6 Lebensmittelgruppen ausgeschlossen werden müssen. Am Beispiel von Joghurt wird diese Schwierigkeit deutlich. Mittlerweile gibt es in fast jedem Supermarkt vegane Milchersatzprodukte. Diese sind allerdings meist auf Nuss- oder Sojabasis. Sie können also nicht verwendet werden. Während der 6-Food-Eliminationsdiät eignen sich Joghurt auf Haferbasis oder Joghurt auf Kokosbasis. Bei beiden Varianten sollte man aber dennoch genau darauf achten, dass nicht doch »verbotene« Zutaten eingesetzt wurden.

In den Übersichtstabellen zum Ersatz von Lebensmitteln aus der Vorratskammer (Seite 52) und aus dem Kühlschrank (Seite 53) finden Sie Vorschläge für den Ersatz einiger Vorräte. Wenn Sie nicht auf alle 6 Lebensmittelgruppen verzichten müssen, wählen Sie aus dieser Übersicht nur diejenigen aus, die für Sie nützlich sind und infrage kommen.

Tipps für den Einkauf

Zu Beginn der Diätphase wird das Einkaufen möglicherweise etwas länger dauern, da Sie sich intensiver mit den Zutaten der einzelnen Lebensmittel auseinandersetzen müssen, als das bisher der Fall war. Mit der Zeit sammeln Sie aber Erfahrung und eine gewisse Routine.
Folgende Infos können Ihren Einkauf erleichtern:

Wo finde ich was?
Es sinnvoll, dass Sie zunächst nach den Produkten schauen, die Sie auch bisher regelmäßig gekauft haben. Eventuell kommen einige davon auch weiterhin infrage. Die meisten Supermärkte und Drogerien haben mittlerweile eigene Regale für vegane Lebensmittel. Ein Blick in das Regal lohnt sich, denn hier können Sie davon ausgehen, dass weder Milchprodukte noch Eier oder Fisch enthalten sind. Einige der »verbotenen« Lebensmittel sind hier also ohnehin nicht zu finden. Leider enthalten vegane Produkte aber häufig Soja oder Nüsse, sodass sie für die 6-Food-Diät dann doch nicht verwendet werden können. Ein wenig bei den veganen Produkten zu stöbern, lohnt sich aber auf jeden Fall. Auch im Kühlbereich gibt es meist ein veganes Sortiment. Ebenso verhält es sich mit den glutenfreien Produkten. Auch hiervon gibt es mittlerweile in vielen Supermärkten eine kleine Auswahl. Vorteil: Es kann auf keinen Fall Weizen oder Dinkel enthalten sein.

Hinweis zu unseren Empfehlungen

Grundsätzlich empfehlen wir, beim Kauf von verarbeiteten Lebensmitteln regelmäßig die Inhaltsstoffe zu überprüfen. Es kann durchaus vorkommen, dass Hersteller ihre Rezepturen im Laufe der Zeit verändern, sodass in einem bisher diätkonformen Produkt plötzlich »nicht erlaubte« Lebensmittelgruppen auftauchen können.

Margarine:
Wichtig zu wissen, wenn Sie Margarine als Butterersatz kaufen möchten: Pflanzliche Margarine darf bis zu 2 % der Gesamtfettmenge aus tierischen Fetten bestehen. Eine »Sonnenblumenmargarine« darf also theoretisch bis zu 2 % Milchfett enthalten. Achten Sie daher darauf, dass Sie wirklich eine 100 % pflanzliche Margarine kaufen.

Zutatenliste lesen leicht gemacht:
Hersteller in der EU sind dazu verpflichtet, alle Zutaten, die zur Herstellung des Produktes verwendet wurden, aufzulisten. Hierzu

Fortsetzung auf Seite 54

Ersatz für Lebensmittel aus der Vorratskammer bei einer Eliminationsdiät

Bisher in der Vorratskammer	Ersatz
Weizennudeln	glutenfreie Nudeln (Achtung ohne Sojamehl), Buchweizennudeln, Reisnudeln, Nudeln aus Linsen, Kichererbsen oder Erbsen
Reis	kein Ersatz nötig
Nüsse	geröstete Sonnenblumenkerne und Kürbiskerne, Erdmandeln, geröstete Hülsenfrüchte (Kichererbsen, Erbsen), gerösteter Mais/Popcorn
Nussmus	Sesammus
Bohnen, Mais aus der Konserve	kein Ersatz nötig
Tomatensauce, gehackte Tomaten aus der Konserve	kein Ersatz nötig (Ausnahme: fertige Nudelsaucen mit Ricotta oder anderen Milchprodukten sowie Mehl als Bindemittel)
Weizenmehl	Roggenmehl, Reismehl, Buchweizenmehl, Hafermehl, glutenfreie Mehlmischungen (Achtung: ohne Sojamehl)
Sojaprodukte wie Tofu oder Sojahack	Sonnenblumen-Hack, Kichererbsen-Tofu
Kekse und Knabbergebäck	Maiswaffeln, Reiswaffeln, glutenfreies Gebäck (Achtung: ohne Sojamehl und Nüsse)
Kartoffelchips	kein Ersatz nötig (Achtung: dennoch Zutatenliste beachten)
Oliven, Artischocken, Paprika im Glas	kein Ersatz nötig
Fertiggerichte	fast immer ungeeignet – Zutatenliste beachten

Bisher in der Vorratskammer	Ersatz
Fertigpulver für Dressings und Saucen	geeignet, sofern ohne Weizen/Soja/Milch
Hirse, Amaranth, Quinoa	kein Ersatz nötig
Grieß (Weichweizengrieß, Hartweizengrieß, Dinkelgrieß)	Maisgrieß/Polenta
Müsli-Fertigmischung	Haferflocken mit Trockenfrüchten
Öle	kein Ersatz nötig
Fleischkonserven	kein Ersatz nötig, sofern kein Ei, Weizen oder Milch zugesetzt sind
Fischkonserven	vegetarische Fischalternative (Achtung: nicht aus Soja, Weizen- oder Eiprotein)
Kokosmilch	kein Ersatz nötig (auf 100 % Kokosnussgehalt achten)
Eier	je nach gewünschter Zubereitungsart veganer Ei-Ersatz (z. B. Rührei-, Vollei-, Eiweiß-Ersatz zum Backen) Achtung: ohne Nüsse und Soja!
Milch	Haferdrink, Kokosdrink, Reisdrink
Bier	glutenfreies Bier (z. B. aus Hirse, Mais, Buchweizen; Achtung: Zutatenliste darf keinen Weizen enthalten!)
Gewürze	kein Ersatz nötig (Achtung: bei Mischungen auf Zutatenliste achten)
Backzutaten wie Backpulver und Vanillezucker	kein Ersatz nötig (Achtung: dennoch Zutatenliste beachten)
Sojasauce	Coconut Aminos

Ersatz für Lebensmittel aus dem Kühlschrank bei einer Eliminationsdiät

Bisher im Kühlschrank	Ersatz
Käse	veganer Käse (Achtung: ohne Ei, Nüsse, Weizen und Soja)
Milch	veganer Milchersatz (Achtung: ohne Nüsse und Soja) Haferdrink, Kokosdrink, Reisdrink
Sahne	Hafer-Cuisine (z. B. im Biomarkt oder Drogeriemarkt, zu finden bei den Lebensmitteln, da sie nicht gekühlt werden muss)
Joghurt und Pudding	veganer Joghurtersatz auf Hafer- oder Kokosbasis (Achtung: aus 100 % Kokosnuss, ohne Nüsse und Soja) Joghurt auf Haferbasis: auch in der Drogerie zu finden (bei den Lebensmitteln, da es nicht gekühlt werden muss)

Bisher im Kühlschrank	Ersatz
Frischkäse	veganer Frischkäseersatz (Achtung: ohne Nüsse und Soja); am besten selbst machen – es gibt viele Rezepte im Internet
Butter	pflanzliche Margarine (prüfen, ob wirklich 100 % pflanzlich)
Tofu	Kichererbsen-Tofu
Fleisch und Wurst	kein Ersatz nötig (Achtung: dennoch Zutatenliste beachten)
vegetarische Brotaufstriche	meist geeignet (Achtung: dennoch Zutatenliste beachten)
frische Hefe	kein Ersatz nötig
Fertiggerichte	fast immer ungeeignet – Zutatenliste beachten
frische Teigwaren wie Gnocchi und Tortellini	Kartoffelschupfnudeln Kartoffelgnocchi (Achtung: ohne Weizenmehl und Ei)

zählen auch alle potenziellen Allergene. In Deutschland sind die Allergene (zu denen auch alle 6 »verbotenen« Lebensmittelgruppen zählen) meist zusätzlich besonders gekennzeichnet. In der Zutatenliste ist dann beispielsweise die Zutat Milch fett, kursiv oder unterstrichen gedruckt, da sie ein Allergen darstellt. Zutaten wie Reis, die nicht zu den Allergenen zählen, sind normal gedruckt (siehe die Abbildung »Zutatenliste«, Seite 41). Wenn Sie also in Eile sind, können Sie sich das Lesen der Zutatenliste erleichtern, indem Sie nur die besonders hervorgehobenen Zutaten anschauen.

Planung der Mahlzeiten

Es kann hilfreich sein, sich vor Beginn der 6FED zu überlegen, welche der bisher häufig verzehrten Speisen eventuell modifiziert werden müssen. Wenn Sie beispielsweise jeden Morgen ein Früchtemüsli mit Milch frühstücken, dann müssten Sie nun ein Müsli ohne Weizen und Dinkel (gegebenenfalls ohne Gluten) mit einer pflanzlichen Milchalternative wählen.
Die folgenden Vorschläge können helfen, ihre bisherigen Lieblingsspeisen zu modifizieren oder zu ersetzen.

Frühstück

- Warmer Getreidebrei aus Haferflocken, Reisflocken, Hirseflocken, Buchweizen- oder Hirsekörnern. Dazu passt Obst, Ahornsirup, Zimt, Marmelade oder Honig. Gekocht wird der Brei mit Wasser oder einer pflanzlichen Milchalternative.
- Müsli aus Hafer, Reis, Hirse, Buchweizen mit einer pflanzlichen Milchalternative. Wenn Sie bisher gerne ein Schokomüsli gefrühstückt haben, dann könnten Sie jetzt ein Schokomüsli mit milchfreien Schokoladenstückchen und Haferflocken wählen. Wenn Sie so etwas nicht finden können – einfach selbst mischen.
- Brot aus Hafer, Reis, Hirse oder Buchweizen. Am besten beim Bäcker nachfragen oder sich die Zutatenliste zeigen lassen. Wenn Sie bisher gerne ein Weizenbrötchen mit Butter und Käse gefrühstückt haben, dann könnten Sie jetzt ein glutenfreies Brötchen mit Margarine und einer Käsealternative, Wurst oder Marmelade frühstücken.
- Pancakes oder Pfannkuchen aus Hafer, Buchweizen oder Reismehl, zubereitet mit einer pflanzlichen Milchalternative und Ei-Ersatz. Wenn Sie bisher gerne Pancakes mit Ei und Milch gefrühstückt haben, dann könnten Sie jetzt einen Pancake aus Bananen, Haferflocken und einer pflanzlichen Milchalternative zubereiten. Sehr gesund und superlecker!
- Rührei aus Ei-Ersatz. Wenn Sie bisher gerne Rührei mit Speck und Pilzen gefrühstückt haben, dann könnten Sie jetzt ein Rührei aus Ei-Ersatz mit Speck und Pilzen herstellen.

Mittag- und Abendessen

Wenn Sie bisher ein großer Nudelfan waren, dann benötigen Sie jetzt eine alternative Idee. Entweder Sie wählen glutenfreie Nudeln, Nudeln aus Hülsenfrüchten oder eine der vielen 6FED-konformen Kohlenhydrat-Alternativen. Folgende Zutaten sind während der 6FED geeignet und könnten Ihren Speiseplan in den kommenden Wochen bereichern:

- Reis (als Beilage, in Suppe, in Sushi)
- Kartoffeln (als Kartoffelbrei, Ofenkartoffel, Pellkartoffel, Salzkartoffel, Pommes)
- Mais-Tortillas

- Haferflocken: für Porridge, Gebäck und Bratlinge
- Hirse (als Beilage, als Grundlage für Salat, als Alternative zu Haferbrei)
- Quinoa (gepufft im Müsli, als Beilage, als Grundlage für Salate)
- Amaranth (gepufft im Müsli)
- Polenta (als Brei oder Schnitte)
- Buchweizen (als ganzes Korn gekocht wie Reis – unbedingt mal ausprobieren – oder als Mehl in Pfannkuchen)
- Wenn Sie bisher gerne mit Sahne oder Schmand gekocht haben, dann finden Sie mit Hafer-Cuisine einen leckeren Ersatz. Ein Schnitzel mit Rahmsauce können Sie nun also mit Hafercuisine zubereiten. Natürlich haben Sie das Schnitzel mit Ei-Ersatz und Cornflakes paniert, da reguläres Paniermehl aus Weizenbrot hergestellt wird.
- Wenn Sie gerne Aufläufe mit Ei zubereitet haben, dann können Sie hierfür nun Ei-Ersatz verwenden.

Nach Ende der Testphase – wie geht es langfristig weiter?

Sollte sich eine Form der Eliminationsdiät bei Ihnen als wirksam erwiesen haben und Sie in der anschließenden Testphase bei der Wiedereinführung der Lebensmittel Ihren individuellen Trigger herausgefunden haben, stellt sich die Frage, wie Sie nun weiter verfahren. Grundsätzlich ist es möglich, eine Eliminationsdiät (Weglassen der nachweislich entzündungsauslösenden Lebensmittelgruppen) als Dauertherapie fortzuführen. Die auslösenden Lebensmittelgruppen sollten dabei weiterhin strikt gemieden werden. Alle anderen können aber verzehrt werden. Auf diese Weise kann es gelingen, die beschwerdefreien Zeiten ohne Entzündung auszudehnen oder den Einsatz von Medikamenten zu reduzieren.

Hierbei ist eine weitere Begleitung durch eine Ernährungsfachkraft sinnvoll. Diese kann eventuelle Defizite bei der Versorgung mit Nährstoffen, Vitaminen oder Spurenelementen aufdecken und gemeinsam mit Ihrer Ärztin oder Ihrem Arzt festlegen, welche regelmäßigen Blutuntersuchungen und welche gezielte Supplementation mit Vitaminen und Spurenelementen sinnvoll sein können. Gerade bei Kindern sollten Wachstum und Entwicklung regelmäßig durch die Kinderärztin oder den Kinderarzt kontrolliert werden.

Die Entzündungsfreiheit sollte – wie auch bei den medikamentösen Therapien – alle 1–2 Jahre im Rahmen einer Kontrollendoskopie überwacht werden.

Sollten Sie oder Ihr Kind, aus welchen Gründen auch immer, Schwierigkeiten mit dem Fortführen dieser Therapieform haben, sprechen Sie dies zeitnah bei Ihrer Ärztin oder Ihrem Arzt an, sodass Sie gemeinsam über einen Wechsel auf eine andere Therapieform beraten können.

Häufige Fragen während der Eliminationsdiät

Folgende Fragen können zur Ernährungstherapie oder zur Erkrankung im Allgemeinen auftreten:

Haben stark verarbeitete Lebensmittel einen Einfluss auf die EoE?
Stark verarbeitete Lebensmittel sind grundsätzlich nicht so gesund wie eine ausgewogene Ernährung mit vielen frischen Zuta-

ten und frisch gekochten Gerichten ohne Zusatzstoffe. Sie enthalten häufig Stoffe zur Haltbarmachung oder auch einen relativ hohen Anteil an schnell verfügbaren Kohlenhydraten (»Zucker«) oder ungünstigen Fetten. Im Rahmen einer EoE sind stark verarbeitete Lebensmittel nicht grundsätzlich »verboten«, solange sie keine Zutaten enthalten, die bei der Eliminationsdiät gemieden werden müssen. Es ist jedoch grundsätzlich von Vorteil – insbesondere für die Darmflora, aber auch für den Themenbereich Übergewicht/Diabetes mellitus Typ 2/metabolisches Syndrom –, stark verarbeitete Lebensmittel eher selten auf dem Speiseplan zu haben.

Wie gehe ich mit Spuren in Lebensmitteln um?
Siehe dazu die Erklärung im Kapitel »Relevante Lebensmittelgruppen für die Diät« (Seite 40).

Sind Ausnahmen oder »Cheat Days« erlaubt?
Wenn Sie eine Ernährungstherapie umsetzen, dann lohnt es sich, diese auch konsequent einzuhalten. Wenn Sie z. B. im Rahmen Ihrer Ernährungstherapie auf Milch verzichten und sich streng an diesen Verzicht halten, können Sie am Ende der Diätphase genau sagen, ob er Ihnen geholfen und ob sich die Entzündung gebessert hat oder nicht – auch das ist dann ein wertvoller Hinweis.

Hätten Sie nun aber hier und da immer wieder Milch zu sich genommen, könnte man Ihnen am Ende der Diätphase bzw. nach der Endoskopie nicht sicher sagen, ob Milch für Sie ein Auslöser der Entzündung ist oder nicht. Wenn Milch nicht komplett gemieden wurde und die Entzündung am Ende der Diätphase nicht vollständig abgeklungen ist, kann man nicht feststellen, ob das nun an der noch verzehrten Milch oder an einem ganz anderen Auslöser lag.

Sie tun sich also selbst einen Gefallen, wenn Sie versuchen, die Ernährungstherapie so konsequent wie möglich umzusetzen. Ideen wie »Cheat Days«, an denen die ausgeschlossenen Lebensmittel dann doch verzehrt werden dürfen, sind nicht empfehlenswert. Wenn Sie sich auf die Ernährungstherapie einlassen, bekommen Sie am Ende nur dann aussagekräftige Ergebnisse, wenn Sie auch konsequent in der Umsetzung sind.

Das bedeutet nicht, dass nach einem versehentlichen Ausrutscher gleich der ganze Diäterfolg in Gefahr ist. Seien Sie nachsichtig zu sich selbst oder Ihrem Kind – so etwas kann passieren. Es geht vor allem um die bewussten alltäglichen Ernährungsentscheidungen, mit denen Sie selbst in der Hand haben, wie aussagekräftig das Resultat Ihrer Diätphase ist.

Ich habe eine gesicherte EoE und nach dem Verzehr bestimmter Nahrungsmittel Beschwerden in Mund und Rachen – woher weiß ich, ob diese durch die EoE oder etwas anderes ausgelöst werden?
Lesen Sie dazu im Kapitel »Wie kann man eine EoE feststellen?« (Seite 19) nach.

Ich habe aus Versehen etwas gegessen, in dem »verbotene« Lebensmittel enthalten waren. Ist das schlimm?
Es ist nicht ideal, aber solche Versehen sind im Alltag leider oft schwer zu vermeiden. Wenn so etwas nur gelegentlich passiert und Sie Ihre Mahlzeiten ansonsten immer 6FED-konform gestaltet haben, dann sind solche seltenen Ausrutscher zwar ärgerlich für Sie – Sie gefährden damit aber nicht sofort Ihren gesamten Diäterfolg.

Durch die eingeschränkte Ernährungsweise vor der Diagnose habe ich leider an Gewicht verloren – nun möchte ich wieder zunehmen. Wie kann ich mich »aufpäppeln«?
Setzen Sie sich mit einer Ernährungsfachkraft in Verbindung! Gemeinsam kann ermittelt werden, ob Sie Ihren Kalorienbedarf decken oder wo sie Defizite haben. Um den Energiegehalt von Speisen aufzuwerten, eignet sich Fett besonders gut, da bereits kleine Mengen viele Kalorien enthalten. Viele fettreiche Lebensmittel zum Anreichern kommen bei der EoE unter Umständen nicht infrage (so z. B. Nussmus, Sahne, griechischer Joghurt, Käse). Sie können sich dann mit Pflanzenöl behelfen und zum Beispiel einen Esslöffel Leinöl über Ihre Nudeln geben. Es ist jedoch wichtig, nicht nur Fett, sondern auch Proteine in ausreichender Menge zuzuführen. Individuelle Tipps sollten Sie mit einer Ernährungsfachkraft erarbeiten.

Ich muss nicht auf Zitrusfrüchte verzichten – ich habe aber das Gefühl, dass sie mir trotzdem nicht guttun.
Während die Entzündung in der Speiseröhre noch akut ist, kann die Säure aus den Früchten (aber auch aus Essig und anderen sauren Speisen) die empfindliche Schleimhaut reizen und zu Schmerzen führen (siehe auch das Kapitel »Kann ich selbst herausfinden, was meine EoE triggert?«/FIRE-Syndrom, Seite 38). In diesem Fall sollten Sie mit dem Verzehr von Zitrusfrüchten noch etwas warten. Wenn die Entzündung abgeklungen ist, ist der Verzehr von Zitrusfrüchten meist problemlos möglich.

In meiner Familie führe nur ich eine 6FED durch – alle anderen essen normal. Wie schlimm ist es, wenn wir z. B. vom selben Teller essen?
Grundsätzlich sollte eine Kontamination – also eine Verunreinigung/Vermischung der Lebensmittel – vermieden werden. Im Alltag ist es aber nicht immer leicht, alles strikt zu trennen. Sie sollten vermeiden, während einer Mahlzeit Besteck oder Geschirr gemeinsam zu verwenden.

Es ist zum Beispiel nicht empfehlenswert, zunächst ein Weizenbrötchen für jemand anderen und dann mit demselben Messer Ihr Roggenbrötchen zu bestreichen. Hier ist die Gefahr der Kontamination gegeben. Wenn Sie aber bei Freunden eingeladen sind, und es liegen auf einem Snackteller Knabbersticks aus Weizen und gleichzeitig Weintrauben, dann können die Weintrauben durchaus verzehrt werden – auch wenn Sie vorher direkt neben einem Weizenstick lagen oder diesen berührt haben.

Sie erinnern sich sicher an den Abschnitt zum Thema »Spuren« (Seite 40). Die Spuren können Sie als Kriterium nehmen, um zu bewerten, ob Sie etwas bedenkenlos essen können oder nicht. Am Beispiel des Messers sind 2–3 anhaftende Krümel des Weizenbrötchens deutlich mehr als eine Spur und Sie sollten das Messer nicht weiter benutzen. Beim Beispiel der Weintraube und dem Weizenstick ist eine Kontamination sehr unwahrscheinlich, da an den Trauben keine Krümel hängenbleiben. Die Trauben können verzehrt werden.

Ich würde mich gerne von einer Ernährungsfachkraft beraten lassen. Wo finde ich qualifizierte Fachkräfte in meiner Nähe? Wer trägt die Kosten der Beratung?
Eine gute Möglichkeit, Fachkräfte in Ihrer Nähe zu finden, sind die Listen der Berufsverbände der Ernährungswissenschaftler. Hier können sich Fachkräfte listen lassen, die Mitglied im Berufsverband sind und die nötige Qualifikation haben, um von den

Krankenkassen anerkannt zu werden. Die Adressen der Fachverbände finden Sie ganz hinten im Buch. Sie können auch bei Ihrer Krankenkasse anfragen, ob diese Ihnen Fachkräfte in der Nähe vermitteln kann.

Wenn Sie die Beratung bei einer zertifizierten Fachkraft in Anspruch nehmen, dann beteiligt sich die Krankenkasse in der Regel an den Kosten. Gesetzliche Kassen tragen meist ca. 80% der Kosten, private Kassen handhaben eine Bezuschussung sehr unterschiedlich.

Für den Antrag zur (anteiligen) Kostenübernahme bei Ihrer Krankenkasse benötigen Sie 2 Dokumente:

- die ärztliche Notwendigkeitsbescheinigung (wird von der behandelnden Arztpraxis ausgefüllt)
- Kostenvoranschlag, den Sie von der Ernährungsfachkraft bekommen.

Nach der Prüfung durch die Kasse wird man Ihnen mitteilen, wie viele Termine in welcher Höhe übernommen werden.

Ist es sinnvoll, sich generell »antientzündlich« zu ernähren?

Hinter dem Begriff einer antientzündlichen Ernährung steht die Vorstellung, Entzündungsprozesse im Körper über die Ernährung positiv zu beeinflussen. Für manche Erkrankungen gibt es zwar Hinweise, welche Nahrungsmittel hierzu eher geeignet oder ungeeignet scheinen, für den Begriff gibt es jedoch keine allgemein gültige Definition. So kommt es, dass die Empfehlungen dazu variieren; nicht immer sind sie wissenschaftlich belegt. Für die EoE kann daher – abgesehen von den Eliminationsdiäten – keine allgemein gültige Empfehlung für eine »antientzündliche Ernährung« gegeben werden.

Bei der EoE ist es zunächst wichtig zu versuchen, Ihre individuellen Trigger zu ermitteln und diese konsequent zu meiden. Im Idealfall ist die Entzündung dann abgeklungen oder zumindest so weit abgeschwächt, dass nur gering dosierte Medikamente eingesetzt werden müssen. Eine »antientzündliche Ernährung« OHNE das Weglassen der individuellen Trigger stellt keine Therapieoption dar. Wenn der individuelle Wunsch besteht, kann aber nach Identifizierung der Trigger zusätzlich eine Beratung zum Thema »antientzündliche Ernährung« erfolgen. Wie bereits erwähnt, gibt es keine Belege dafür, dass dieses Vorgehen die EoE direkt positiv beeinflusst – ein negativer Effekt ist grundsätzlich ebenso wenig zu erwarten. Hier muss jedoch unbedingt darauf geachtet werden, dass es nicht zu weiteren relevanten Einschränkungen bei der Nahrungsmittelauswahl kommt, um einer einseitigen Ernährung, Nährstoffmangel und Gewichtsabnahme vorzubeugen. Eine Begleitung durch eine Ernährungsfachkraft erscheint daher sehr sinnvoll.

Was ist, wenn die 6FED bei mir nicht funktioniert? Wie geht es dann weiter?

Wenn die 6FED bei Ihnen oder Ihrem Kind nicht zu einer Remission der Entzündung geführt hat, ist diese Therapieform zum aktuellen Zeitpunkt nicht die richtige. Gemeinsam mit Ihren Behandlern besprechen Sie, was man stattdessen unternehmen kann. Es kann sein, dass eine Ernährungstherapie zu einem späteren Zeitpunkt eine sinnvolle Ergänzung zu einer anderen Therapieform für Sie darstellt.

Elementardiät – eine Sonderform der EoE-Therapie

Bei der Elementardiät erfolgt die gesamte Ernährung ausschließlich durch eine Trinknahrung auf Aminosäurenbasis (Pulver, das mit Wasser zu einem milchartigen Getränk angerührt wird, oder fertige »Shakes« aus Trinkpäckchen). Die Nahrung wird ärztlich verordnet und kann über die Apotheke bezogen werden. In der Nahrung sind alle Eiweiße (Proteine) in ihre Grundbausteine (Aminosäuren) aufgespalten. In der Form kann der Körper sie nicht mehr als »Fremdstoffe« erkennen, sodass eine Entzündungsreaktion ausbleiben soll. Die Aminosäuren sind gleichzeitig der Grund für den mitunter etwas besonderen Geschmack dieser Nahrungen. Bei korrekter Umsetzung kommt es innerhalb von 4–6 Wochen in 90% der Fälle zum Abklingen der Entzündung (Remission). Damit ist die Elementardiät eine sehr wirkungsvolle, aber auch sehr einschränkende Maßnahme, da man ausschließlich die Spezialnahrung trinken und zusätzlich keine anderen Lebensmittel verzehren darf. Als weiteres Getränk ist in der Regel nur Wasser/Tee erlaubt.

Da bei der Elementardiät die Ernährung ausschließlich über eine spezielle Trinknahrung stattfindet, muss sichergestellt sein, dass die tägliche verzehrte Menge auch den Bedarf an Energie und Nährstoffen deckt. Diese Trinkmenge sollte im Rahmen einer spezialisierten Ernährungsberatung ermittelt werden. Sie hängt u.a. vom ausgewählten Präparat, den Körpermaßen und dem Alter des Patienten bzw. der Patientin sowie vom jeweiligen Aktivitätsniveau ab. Wichtig ist dabei, dass die empfohlene Trinkmenge tatsächlich täglich verzehrt wird, um eine Mangelernährung zu verhindern.

Die meisten Nahrungen werden entweder in neutraler Geschmacksrichtung (für Säuglinge und Kleinkinder) oder in 1–2 Geschmacksrichtungen bei Präparaten für ältere Kinder oder Erwachsene angeboten. Im Säuglings- oder Kleinkindesalter wird die Trinknahrung meist noch gut akzeptiert. Bei älteren Kindern oder auch Jugendlichen und Erwachsenen, die eine Elementardiät durchführen sollen, ist manchmal der Einsatz einer nasogastralen Sonde (»Magensonde«) hilfreich, um die Nahrung zu verabreichen, da eine Ernährung mittels Trinknahrung über mehrere Wochen schwierig sein kann. Auch der soziale Aspekt (etwa Einladungen zu Feiern, das gemeinsame Essen in Kita, Schule und Kantine) erschwert zuweilen die Akzeptanz und Durchführung einer Elementardiät.

Sie eignet sich daher vorwiegend als kurzfristige Therapie, insbesondere für Kinder bis etwa 3 Jahre. Auch hier sollte berücksichtigt werden, dass in diesem Alter wichtige Phasen der Ess-Entwicklung, wie z.B. das Entdecken von neuen Geschmäckern und Texturen, stattfinden, was durch eine Ernährung mit Trinknahrung nicht in derselben Weise gewährleistet werden kann. Eventuell eignen sich nach Rücksprache mit Ihrer Ärztin oder Ihrem Arzt wenige zusätzliche Lebensmittel, die verzehrt werden dürfen, um die Essentwicklung in der Diätphase trotzdem weiter zu fördern. Aufgrund der schwierigen Akzeptanz jenseits des Kleinkindesalters und der Tatsache, dass sie nur in Ausnahmefällen eine dauerhafte Therapiemöglichkeit darstellt (z.B. bei dauerhaft sondenernährten Betroffenen anstelle der bisherigen Sondennahrung), ist die Bedeutung der Elementardiät als Behandlungsmöglichkeit der EoE für die meisten Betroffenen eher nachrangig.

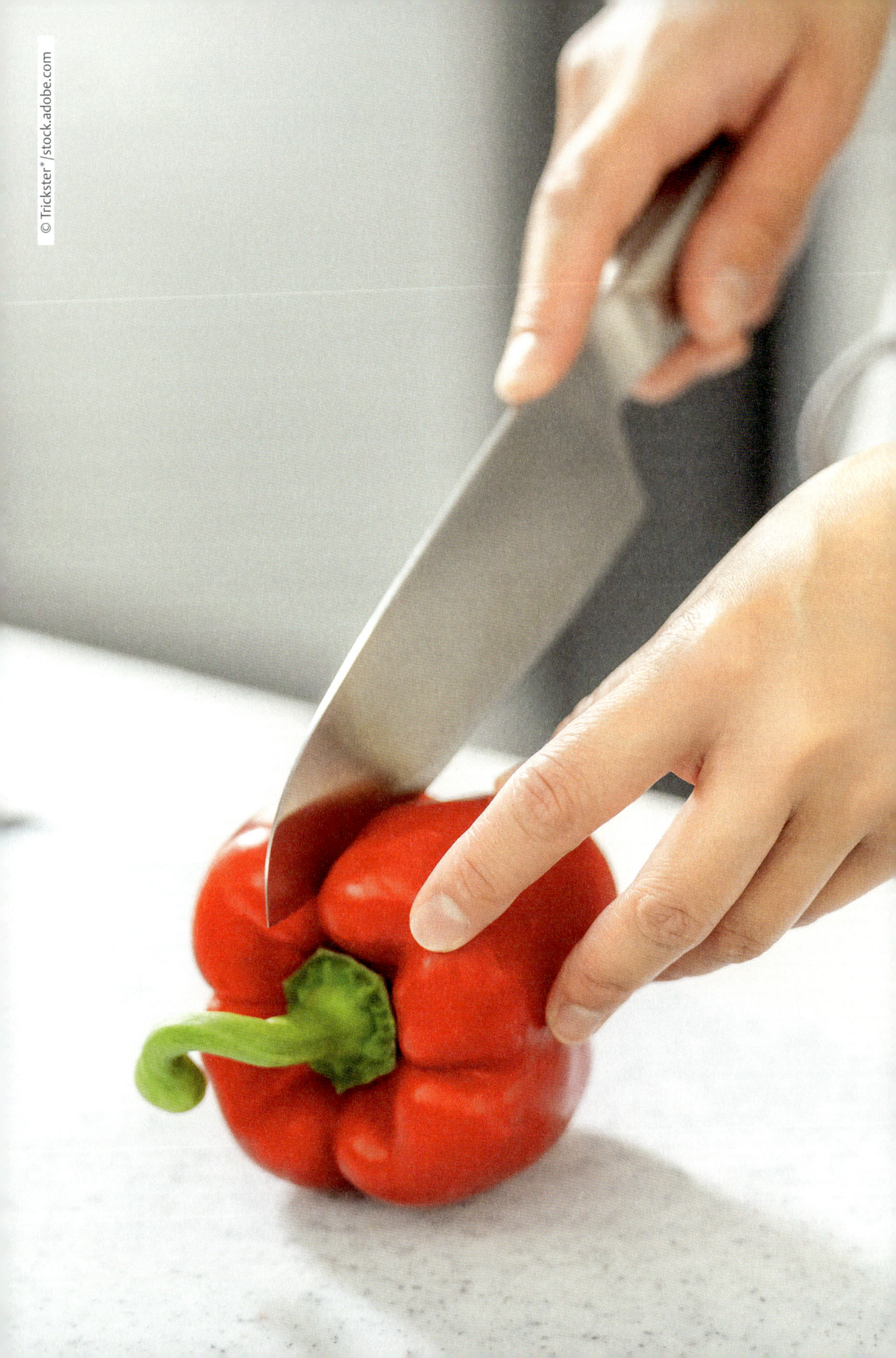

Rezepte

Auf den folgenden Seiten finden Sie viele leckere Rezepte, die Ihnen die Umsetzung einer Eliminationsdiät erleichtern.

Hinweis zu den Rezepten

Alle Rezepte in diesem Buch sind so konzipiert, dass sie für eine 6-Food-Eliminationsdiät geeignet sind. Sie enthalten also alle weder Weizen, Milch, Ei, Soja, Nüsse, noch Fisch und Meeresfrüchte. Wer nicht auf alle 6 Lebensmittelgruppen verzichten muss, der kann natürlich ein wenig variieren. Wenn Sie z. B. das Sushi-Rezept aus diesem Buch ausprobieren möchten, aber nur auf Kuhmilch und Weizen verzichten müssen, können Sie Lachs oder anderen Fisch für das Sushi verwenden oder einen Dip mit Sojasauce verfeinern.

Ideen für Varianten werden bei vielen Rezepten angegeben. Bitte achten Sie jedoch darauf, dass Sie nur die Änderungsvorschläge umsetzen, die tatsächlich zu Ihrer Diätform passen. Wenn dort also steht »Haferdrink durch Kuhmilch ersetzen«, sollten Sie das nur umsetzen, wenn Sie nicht gerade auf tierische Milch und Milchprodukte verzichten sollen. Machen Sie sich also stets bewusst, welche Eliminationsdiät Sie verfolgen, also wie viele und welche Lebensmittel für Sie derzeit nicht infrage kommen, damit Sie den Erfolg Ihrer Bemühungen nicht gefährden!

Porridge

2 Portionen
⏲ 10 Min.

120 g zarte Haferflocken • 1 TL Zucker • 500 ml Pflanzendrink oder Wasser • ½ TL Zimt • 1 Handvoll Obst

- Die Haferflocken mit dem Zucker in einem mittelgroßen Topf kurz anrösten, bis sie duften.

- Mit Pflanzendrink oder Wasser aufgießen und Zimt hinzufügen. Bei schwacher Hitze 5 Min. unter Rühren köcheln lassen.

- Obst waschen und klein schneiden und den fertigen Porridge damit garnieren.

Dieses Basis-Rezept können Sie nach Belieben verändern. Leckere Ideen sind zum Beispiel:

- Schoko-Bananen-Porridge: Hierfür Kakaopulver einrühren und mit Bananenscheiben servieren.

- Fruchtiger Beeren-Porridge: Gefrorene Beeren einrühren und mit getrockneten Früchten servieren.

- Pflaume-Zimt-Porridge: Zimtporridge kochen und mit gekauftem oder selbstgekochtem Pflaumenmus servieren.

Variante Kuhmilch anstelle von Pflanzendrink; Nüsse als Topping.

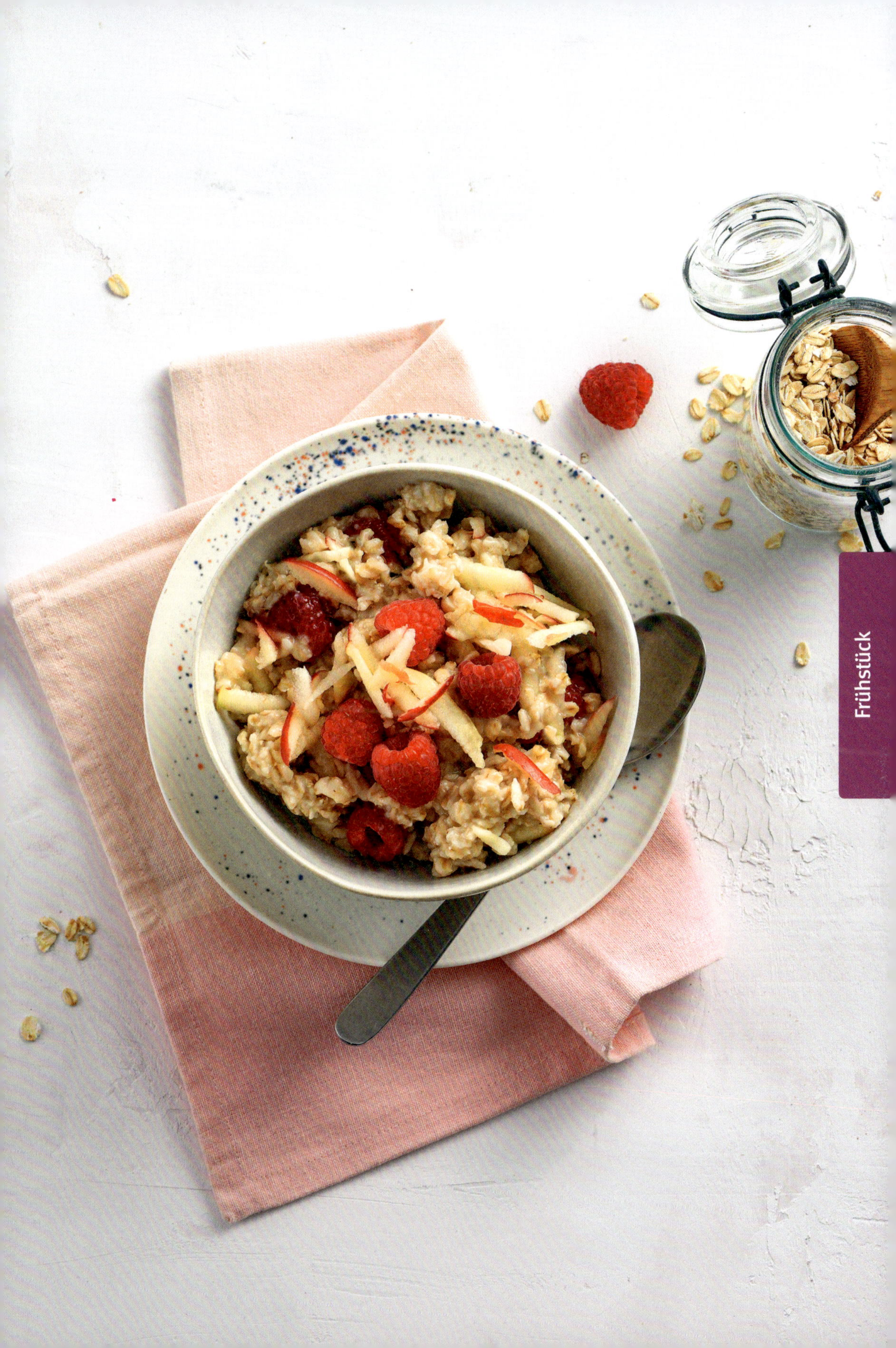

Hafer-Buchweizen-Pancakes mit Banane

7–8 Pancakes
20 Min.

160 g Haferflocken • 160 g Buchweizenmehl • 2 reife Bananen • 200 ml Haferdrink • ½ Päckchen Backpulver • Bratöl

- Haferflocken zu Mehl mahlen und mit den übrigen Zutaten sowie mit 200 ml Wasser mixen (klappt am besten im Standmixer) und 5 Min. quellen lassen.

- Eine beschichtete Pfanne mit etwas Öl vorheizen und dann 1 Schöpfkelle Teig hineingeben.

- Ein paar Min. backen, bis die Oberseite nicht mehr glänzt, dann wenden.

- Die Pancakes schmecken wunderbar mit Obstsalat, Joghurt-Alternative auf Kokosbasis, Honig, Ahornsirup oder Marmelade.

Variante Kuhmilch, Sojadrink oder Mandeldrink anstelle von Haferdrink, Weizen- oder Dinkelmehl anstelle von Buchweizenmehl, Nussmus als weiteres Topping.

Knuspermüsli

ca. 10 Portionen
40 Min.

30 g Kokosöl • 400 g Haferflocken • 50 g Sonnenblumenkerne • 50 g Kürbiskerne • 10 g Chiasamen • 50 g gepuffter Amaranth • 50 g Rosinen oder andere Trockenfrüchte • 70 g Sesammus • 120 g Agavendicksaft oder Ahornsirup • 1 TL Zimt

- Backofen auf 140 °C Ober-/Unterhitze vorheizen.

- Das Kokosöl auf niedriger Hitze in einem Topf zerlassen und mit den übrigen Zutaten in einer Schüssel mischen.

- Die Masse auf einem mit Backpapier ausgelegten Blech verteilen und 15 Min. backen. Dann durchmischen und nochmals 10 Min. backen

- Vollständig auskühlen lassen und in ein luftdichtes Glas geben – das Müsli hält sich etwa 2 Wochen.

Variante Das Müsli kann auch mit Haferdrink, Reisdrink oder Joghurt-Alternative auf Kokosbasis verzehrt werden.

Frühstücks-Shake

1 Portion
⏲ 10 Min.

1 Banane • 250 ml Multivitaminsaft • 50 g Haferflocken • 50 g Joghurt-Alternative auf Kokosbasis • ½ Zitrone • 1 EL Honig

- Am Vortag die Banane schälen, in grobe Stücke brechen und einfrieren.
- Alle Zutaten mit 250 ml Wasser in einen Standmixer oder hohen Messbecher geben und 5 Min. stehen lassen, damit die Haferflocken etwas aufquellen.
- Anschließend pürieren.

Variante Joghurt-Alternative auf Kokosbasis durch herkömmlichen Joghurt oder Quark ersetzen.

Milchreis mit Zimt

2 Portionen
⏲ 30 Min.

230 g Rundkornreis • 800 ml Haferdrink • 4 EL Zucker (optional) • 1 TL Zimt

- Alle Zutaten in einen Topf geben und aufkochen lassen, dabei stetig rühren.
- Hitze reduzieren und so lange köcheln lassen, bis der Reis gar ist – dabei immer wieder umrühren.

Variante Den Milchreis mit Obst verfeinern, Haferdrink durch Kuhmilch ersetzen.

Smoothie-Bowl mit Knuspermüsli

2 Portionen
10 Minuten

1 gefrorene Banane • 400 g gemischtes Obst (z. B. Erdbeeren, Heidelbeeren, Mango, Ananas, Apfel) • 100 ml Kokosmilch • 10 g Chiasamen • Knuspermüsli (siehe Rezept Knuspermüsli, Seite 64)

- Am Vortrag die Banane schälen, in Stücke brechen und einfrieren.

- Restliches Obst waschen, evtl. schälen, klein schneiden und mit Banane, Kokosmilch und Chiasamen pürieren.

- Mit Knuspermüsli bestreuen und servieren.

Variante Wer mag, kann anstelle von Obst auch grünes Blattgemüse wie Spinat oder rohen Grünkohl verwenden.

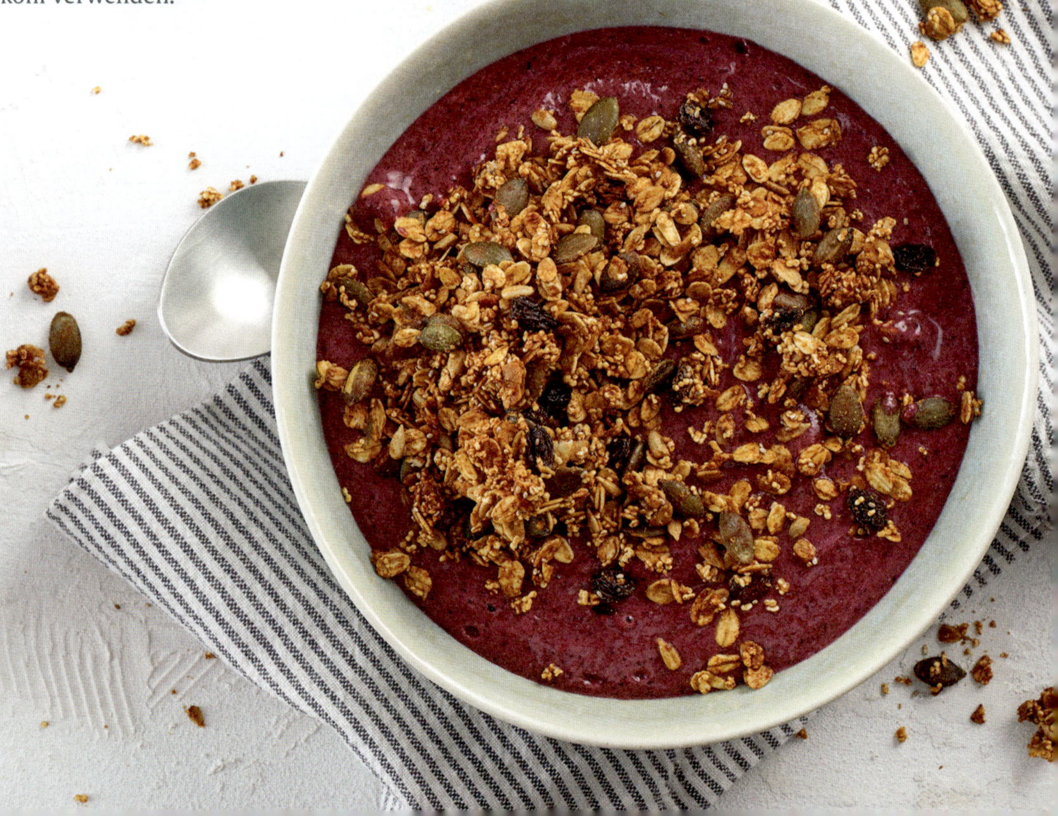

Polenta-Schnitten mit Beerenkompott

2 Portionen
30 Min.

200 ml Haferdrink • 4 EL Zucker • 120 g Polenta • 1 TL Zimt • 500 g TK-Beerenmischung • 1 TL Speisestärke

- Haferdrink, 100 ml Wasser und 1 EL Zucker aufkochen und Polenta mit Zimt einrühren. Dann die Hitze reduzieren und alles 5 Min. quellen lassen.

- Eine große Auflaufform mit Backpapier auskleiden, Polenta hineingeben, glatt streichen und auskühlen lassen.

- Beerenmischung mit 3 EL Zucker (optional) in einen großen Topf geben und aufkochen. Wenn das Kompott zu dünnflüssig ist, Stärke mit etwas kaltem Wasser verrühren und in das kochende Kompott gießen.

- Die ausgekühlte Polenta in Stücke schneiden und nach Belieben vor dem Servieren noch in der Pfanne anbraten.

Variante Butter zum Anbraten der Schnitten, Kuhmilch anstelle von Haferdrink für die Polenta.

Reiswaffeln mit Honig und Banane

1 Portion
5 Min.

1 große Banane • 4 Reiswaffeln • flüssiger Honig • Sesamsamen

- Banane in dünne Scheiben schneiden und auf den Reiswaffeln verteilen.

- Mit Honig beträufeln und mit Sesam bestreuen.

Roggenbrötchen

6 Brötchen
⏲ 10 Min. + 2 Std. Back- und Ruhezeit

30 g frische Hefe • 1 TL Zucker • 450 g Roggenmehl, Type 815 oder 997 • 1 TL Salz • Körner und Saaten nach Wahl (z. B. Sonnenblumenkerne, Sesam, Mohn, Leinsamen)

- Die Hefe in 300 ml lauwarmem Wasser mit 1 TL Zucker auflösen und 5 Min. gehen lassen.
- Mehl und Salz damit verkneten und den Teig 60–90 Min. an einem warmen Ort gehen lassen, bis er sein Volumen verdoppelt hat.
- Backofen auf 220 °C Ober-/Unterhitze vorheizen.
- Den Teig in 6 gleich große Brötchen formen. Oberfläche mit Wasser befeuchten, mit Saaten bestreuen und die Brötchen 20 Min. backen.

Tipp Wer die Brötchen morgens frisch verzehren möchte, kann den Teig am Abend zubereiten und im Kühlschrank gehen lassen. Dann kann er am Morgen direkt geformt und gebacken werden.

Chia-Pudding

2 Portionen
⏲ 5 Min. + mind. 2 Std. Ruhezeit

60 g Chiasamen • 400 ml Haferdrink • 1 EL Honig • 2 Handvoll Obst

- Die Chiasamen mit dem Haferdrink und dem Honig mischen und in 2 Gläser geben.
- 2–3 Std. oder über Nacht in den Kühlschrank stellen.
- Das Obst waschen, ggf. schälen, in mundgerechte Stücke schneiden und auf den Pudding geben.

Varianten Der Chia-Pudding kann mit vielen verschiedenen Toppings serviert werden. Sie werden jeweils auf den fertigen Pudding direkt ins Glas geschichtet. Hier einige Ideen:

- mit Joghurt-Alternative auf Kokosbasis und Knuspermüsli,
- mit Pflaumenkompott und Zimt,
- mit roter Grütze und Knuspermüsli,
- mit Joghurt-Alternative auf Kokosbasis und Heidelbeeren.

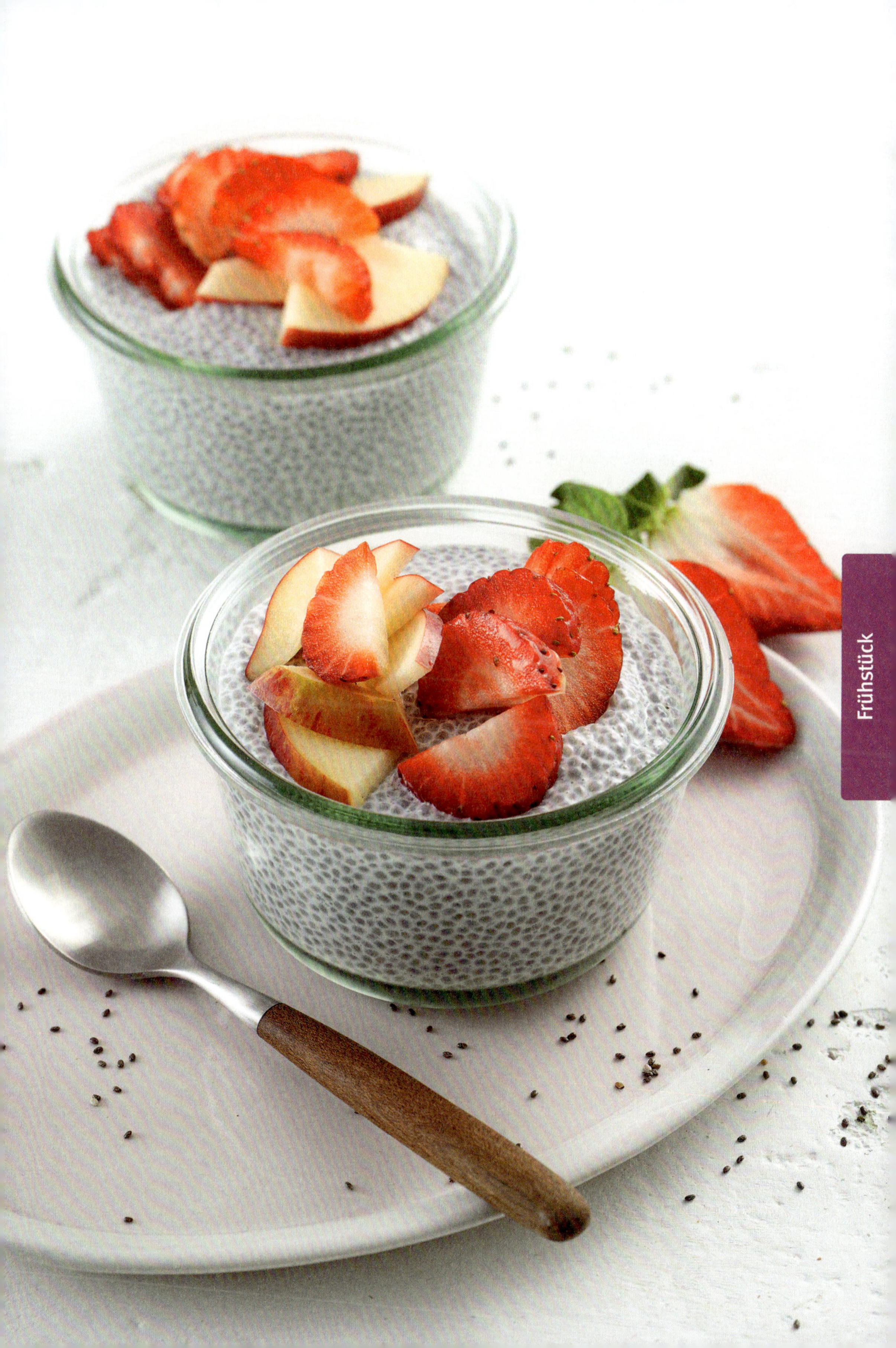

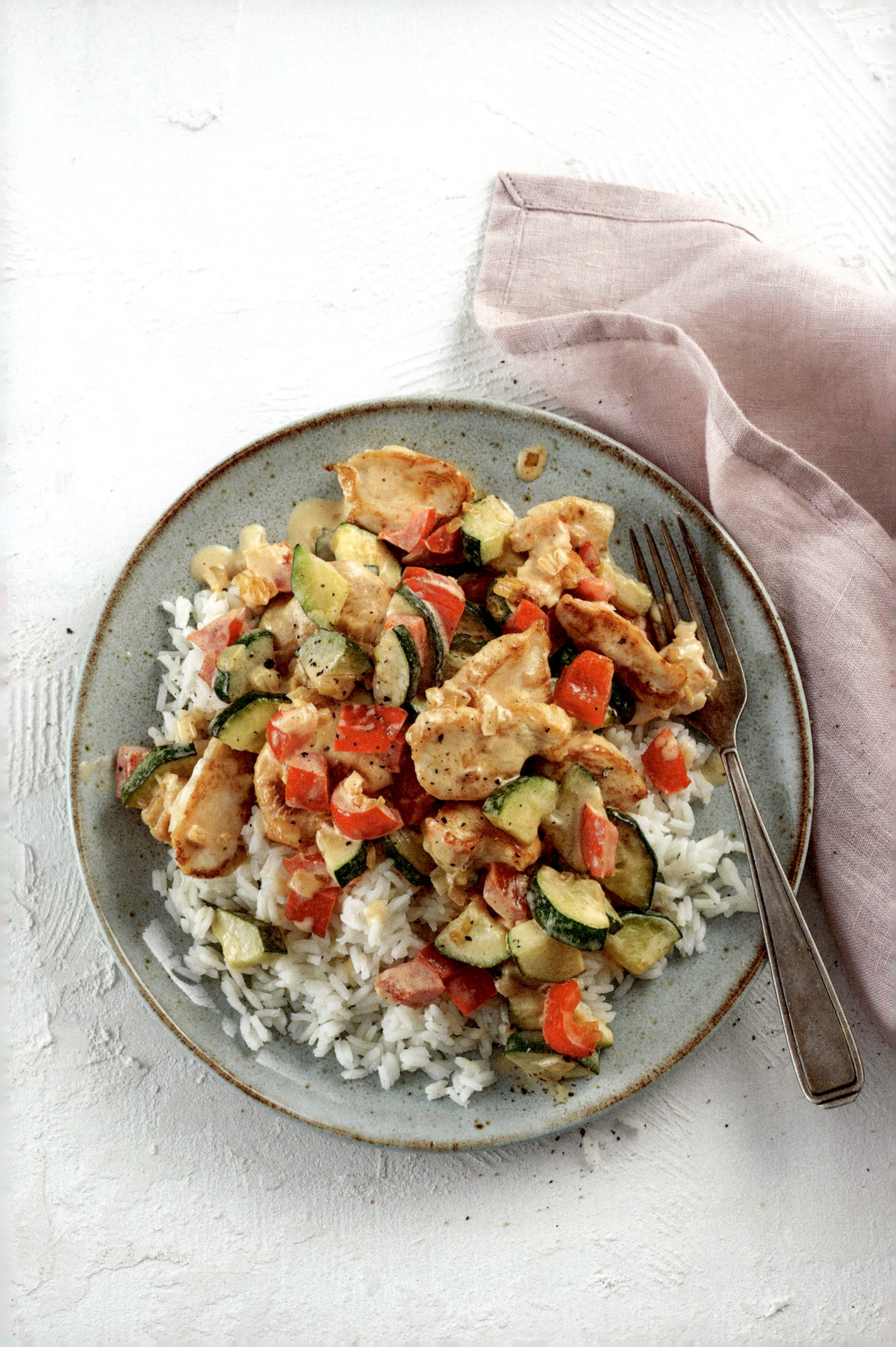

Gemüse-Hähnchen-Pfanne mit Sesamsauce

2 Portionen
40 Min.

100 g Reis • 1 Zucchini • 1 Paprikaschote • 1 Zwiebel • 2 EL Bratöl • 2 Hähnchenbrustfilets • 40 g Sesammus • 1 Prise Salz • 2 TL Zitronensaft • ½ TL Honig

- 200 ml Salzwasser zum Kochen bringen, Reis hineingeben, kurz aufkochen lassen, dann die Hitze auf kleine Stufe reduzieren und den Reis zugedeckt 20 Min. garen.

- Zucchini und Paprika waschen und putzen, ebenso wie die Zwiebel klein schneiden und alles in einer Pfanne im Bratöl anbraten.

- Hähnchenbrust in Streifen schneiden, dazugeben und gar braten.

- Für die Sauce Sesammus, Salz, Zitronensaft, 6 TL Wasser und Honig vermengen. In die Pfanne geben, umrühren und mit dem Reis servieren.

Variante Die Sesamsauce mit Sojasauce würzen, kurz vor dem Servieren geröstete Erdnüsse über den Reis streuen.

« Gemüse-Hähnchen-Pfanne mit Sesamsauce

Pilzrisotto

4 Portionen
40 Min.

500 g gemischte Pilze • 1 Stange Lauch • 2 Knoblauchzehen • Bratöl • 400 g Risotto-Reis • 150 ml Weißwein • 1,5 l Gemüsebrühe • 1 Bund Petersilie • Salz, Pfeffer

- Pilze und Lauch putzen, ggf. waschen und klein schneiden. Knoblauch fein hacken.

- Alles in einem großen Topf mit etwas Öl kurz anbraten. Den Reis hinzugeben und glasig dünsten. Mit Weißwein ablöschen und diesen verdampfen lassen.

- Dann einen großen Schuss Gemüsebrühe dazugießen, unter Rühren köcheln lassen. Wenn der Reis die Brühe nahezu aufgesogen hat, weitere Brühe nachgießen und so fortfahren, bis der Reis die gewünschte Konsistenz hat.

- Zum Schluss Petersilie hacken, unterrühren und das Risotto mit Salz und Pfeffer abschmecken.

Variante Vor dem Servieren 100 g geriebenen Parmesan unterrühren.

Hafer-Gemüse-Bratlinge

10 Bratlinge
20 Min. + 25 Min. Backzeit

100 g Pastinaken • 200 g Karotten • 1 Zwiebel • 60 g getrocknete Tomaten • 200 g zarte Haferflocken • Pfeffer, Salz • Knoblauchpulver • Paprikapulver • 2 EL Bratöl

- Backofen auf 180 °C Umluft vorheizen.

- Pastinaken, Karotten und Zwiebel schälen und grob reiben. Tomaten klein schneiden. Alle Zutaten sowie 150 ml Wasser zu einem Teig vermengen, nach Geschmack würzen und 5 Min. ruhen lassen.

- Ein Backblech mit Backpapier auslegen und mit etwas Öl bestreichen.

- Mit nassen Händen den Teig zu etwa 10 Bratlingen formen, auf das Blech legen und 20–25 Min. backen.

Variante Zur besseren Bindung kann noch 1 Ei hinzugegeben werden.

Tipp Die gebackenen Bratlinge können auch prima eingefroren werden. Sie lassen sich sehr vielfältig einsetzen, z. B. als Beilage zu Salat, für einen Burger oder pur als Snack für Zwischendurch.

Reisnudelpfanne mit Sesamsauce

2 Portionen
30 Min.

225 g Reisnudeln • 60 g Lauch • 140 g frische Pilze • 180 g Spitzkohl • 180 g Bambussprossen (frisch oder aus dem Glas) • 2 EL Bratöl • 1 EL Ahornsirup • 6 TL Coconut Aminos (Würzsauce) • 70 g Sesammus • Saft von ½ Limette • ½ TL Knoblauchpulver

- Die Reisnudeln nach Packungsanweisung garen.

- Gemüse waschen, putzen, klein schneiden und mit Öl in einer Pfanne anbraten.

- In einer Schale Ahornsirup, Coconut Aminos, Sesammus, Limettensaft und Knoblauchpulver glatt rühren.

- Nudeln und gebratenes Gemüse mit der Sauce vermengen und servieren.

Variante Sojasauce anstelle von Coconut Aminos, Mi-Nudeln aus Weizen statt Reisnudeln, Hühnerbruststreifen mit dem Gemüse anbraten.

Sushi mit Avocado und Paprika

2 Portionen

45 Min.

230 g Sushi-Reis • Salz • 2 Spitzpaprikaschoten • 1–2 Avocados • 6 Nori-Blätter • 40 g Sesammus • 2 TL Zitronensaft • ½ TL Honig

- Den Reis in ausreichend Wasser (ggf. mehrmals) gründlich waschen. Dann in 340 ml kaltes, gesalzenes Wasser geben und bei mittlerer Hitze köcheln lassen, bis er das Wasser aufgesogen hat. Vom Herd nehmen und zugedeckt noch 10 Min. quellen lassen.

- Paprika waschen, putzen und in feine Streifen schneiden, ebenso das Avocadofleisch.

- Jeweils 1 Nori-Blatt auf eine Bambusmatte (alternativ: ein trockenes Geschirrtuch) legen und mit Reis bestreichen, leicht andrücken. Am oberen Rand ca. 1 cm frei lassen. Am unteren Ende einige Streifen Paprika und Avocado auf dem Reis verteilen und mithilfe des Handtuchs vorsichtig aufrollen. Die obere Kante anfeuchten, Rolle schließen und in Scheiben schneiden.

- Für den Dip Sesammus, 1 Prise Salz, Zitronensaft, 6 TL Wasser und Honig vermengen.

Variante Die Sushi-Rolle zusätzlich mit Lachs, Thunfisch oder Tofu füllen, den Dip mit Sojasauce verfeinern.

Kokos-Tomaten-Gemüse-Curry mit Reis

2–3 Portionen

40 Min.

140 g Reis • 2 Handvoll Gemüse nach Wahl (z. B. Paprikaschoten, Zucchini, Pilze, Zwiebel, Spinat, Sprossen) • 1 Knoblauchzehe • 2 EL Kokosöl • 100 ml Gemüsebrühe • 400 g stückige Tomaten (Dose) • 150 ml Kokosmilch • 2 EL Sesammus • 1 EL Honig • Saft von 1 Zitrone • 2 EL Currypulver • Pfeffer, Salz • 2 EL Coconut Aminos

- 280 ml Wasser mit etwas Salz zum Kochen bringen, Reis hineingeben, Hitze stark reduzieren und den Reis zugedeckt garen.

- Gemüse waschen, putzen, ggf. schälen und klein schneiden. Knoblauch hacken und mit Gemüse in Kokosöl anbraten. Mit Gemüsebrühe, Tomaten und Kokosmilch ablöschen.

- Mit Sesammus, Honig, Zitronensaft, Curry, Pfeffer und Salz sowie Coconut Aminos abschmecken und bei geringer Hitze 15–20 Min. weiter köcheln lassen.

- Dann mit dem Reis servieren.

Variante Coconut Aminos durch Sojasauce und Sesammus durch Erdnussmus ersetzen, Hähnchenbruststreifen zusammen mit dem Gemüse anbraten.

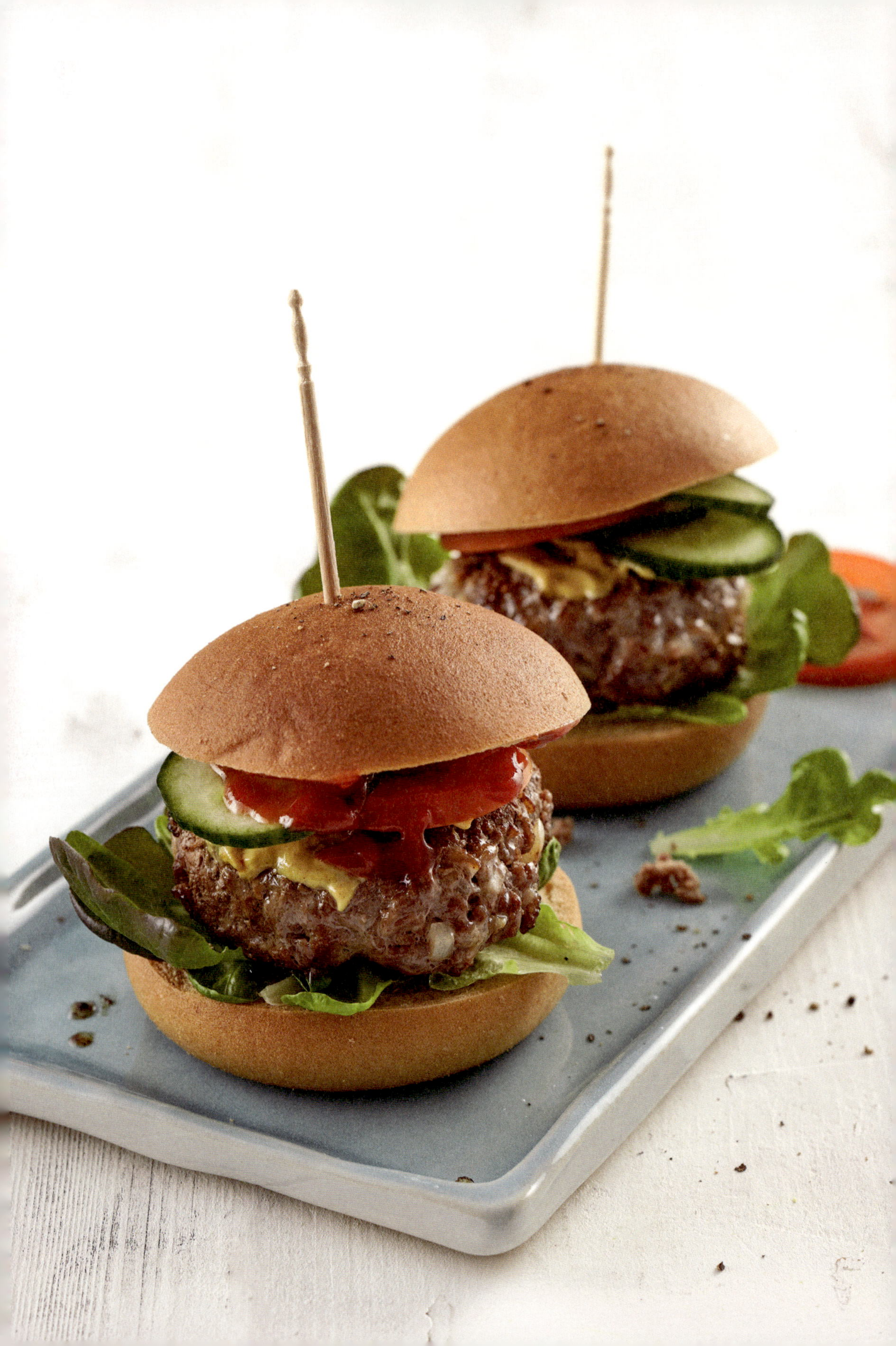

Burger

2 Portionen
50 Min.

1 Zwiebel • 500 g gemischtes Hackfleisch • Knoblauchpulver • Pfeffer, Salz • Bratöl • 1/4 Gurke • 2 mittelgroße Tomaten • ein paar Salatblätter • 4 glutenfreie Burgerbrötchen oder Roggenbrötchen • Senf • Ketchup

- Zwiebel klein hacken und mit Hackfleisch und Gewürzen vermengen. Die Masse zu 4 Pattys formen und im Öl von beiden Seiten braten.

- Gurke und Tomaten waschen, in Scheiben schneiden, Salatblätter ebenfalls waschen.

- Brötchen aufschneiden, nach Belieben toasten, jeweils 1 Patty auf die Unterhälfte legen, mit Senf bestreichen und Gemüse darauf verteilen. Oberseite innen mit Ketchup bestreichen und auf das Gemüse legen.

Variante Klassische anstelle von glutenfreien Burgerbrötchen verwenden, für den Belag eine Sauce mit Mayonnaise nehmen.

Kartoffel-Gemüse-Eintopf mit Bohnen

4 Portionen
30 Min.

6 Kartoffeln • 2 Handvoll Gemüse nach Wahl, z. B. Karotten, Lauch, Erbsen, Brokkoli, Weißkohl • 225 g Kidneybohnen (Dose) • ca. 3 EL Gemüsebrühepulver • 200 ml Hafercuisine zum Kochen (optional) • 4 Scheiben Brot nach Wahl

- Das Gemüse waschen, ggf. putzen, schälen und in Stücke schneiden. In einen großen Topf geben, mit Wasser bedecken und ca. 15 Min. weich kochen. Mit Gemüsebrühepulver abschmecken.

- Der Eintopf kann jetzt serviert werden oder mit Hafercuisine zu einer Cremesuppe püriert werden.

- Mit 1 Scheibe Brot servieren.

Variante Tofu-Würfel in die Suppe geben, Hafercuisine durch Sahne aus Kuhmilch ersetzen.

« Burger

Buchweizenpfanne mit Gemüse und Bohnen

2 Portionen
⏲ 45 Min.

200 ml Gemüsebrühe • 100 g Buchweizenkörner • 1 Zucchini • 1 Paprikaschote • 1 Zwiebel • Bratöl • 225 g Kidneybohnen (Dose) • 60 g vegane Schmand-Alternative • Pfeffer, Salz • Saft von ½ Zitrone

- Gemüsebrühe zum Kochen bringen und Buchweizenkörner hineingeben. Aufkochen, dann Hitze stark reduzieren und zugedeckt ziehen lassen, bis die Körner die Flüssigkeit aufgenommen haben.

- Zucchini, Paprika und Zwiebel waschen, ggf. putzen, schälen, klein schneiden und in Bratöl anbraten.

- Kidneybohnen und Schmand dazugeben, mit Pfeffer, Salz und Zitronensaft abschmecken und den gegarten Buchweizen unterheben.

Variante Vegane Schmand-Alternative durch Schmand aus Kuhmilch ersetzen, zusätzlich geriebenen Parmesan hinzufügen.

Nudelauflauf

3–4 Portionen
⏲ 50 Min.

3 Karotten • ½ Knolle Sellerie • 1 Zwiebel • Bratöl • 500 g gemischtes Hackfleisch • 400 ml Gemüsebrühe • 70 g Tomatenmark • 400 g passierte Tomaten (Dose) • Pfeffer, Salz • 500 g glutenfreie Lasagneblätter

- Backofen auf 200 °C Ober-/Unterhitze vorheizen.

- Karotten und Sellerie schälen und grob raspeln. Zwiebel würfeln und mit restlichem Gemüse in Bratöl anbraten. Hackfleisch dazugeben und braten, bis es gar ist.

- Gemüsebrühe, Tomatenmark und passierten Tomaten unterrühren. Mit Pfeffer und Salz würzen und 5 Min. köcheln lassen.

- Etwas von der Sauce in eine Auflaufform geben und nun abwechselnd Nudelblätter und Sauce hineinschichten. Die oberste Schicht sollte eine dicke Schicht Sauce sein, damit sich die Nudelblätter nicht verbiegen.

- 30 Min. backen

Variante Vor dem Backen den Nudelauflauf mit geriebenem Käse bestreuen.

» Nudelauflauf

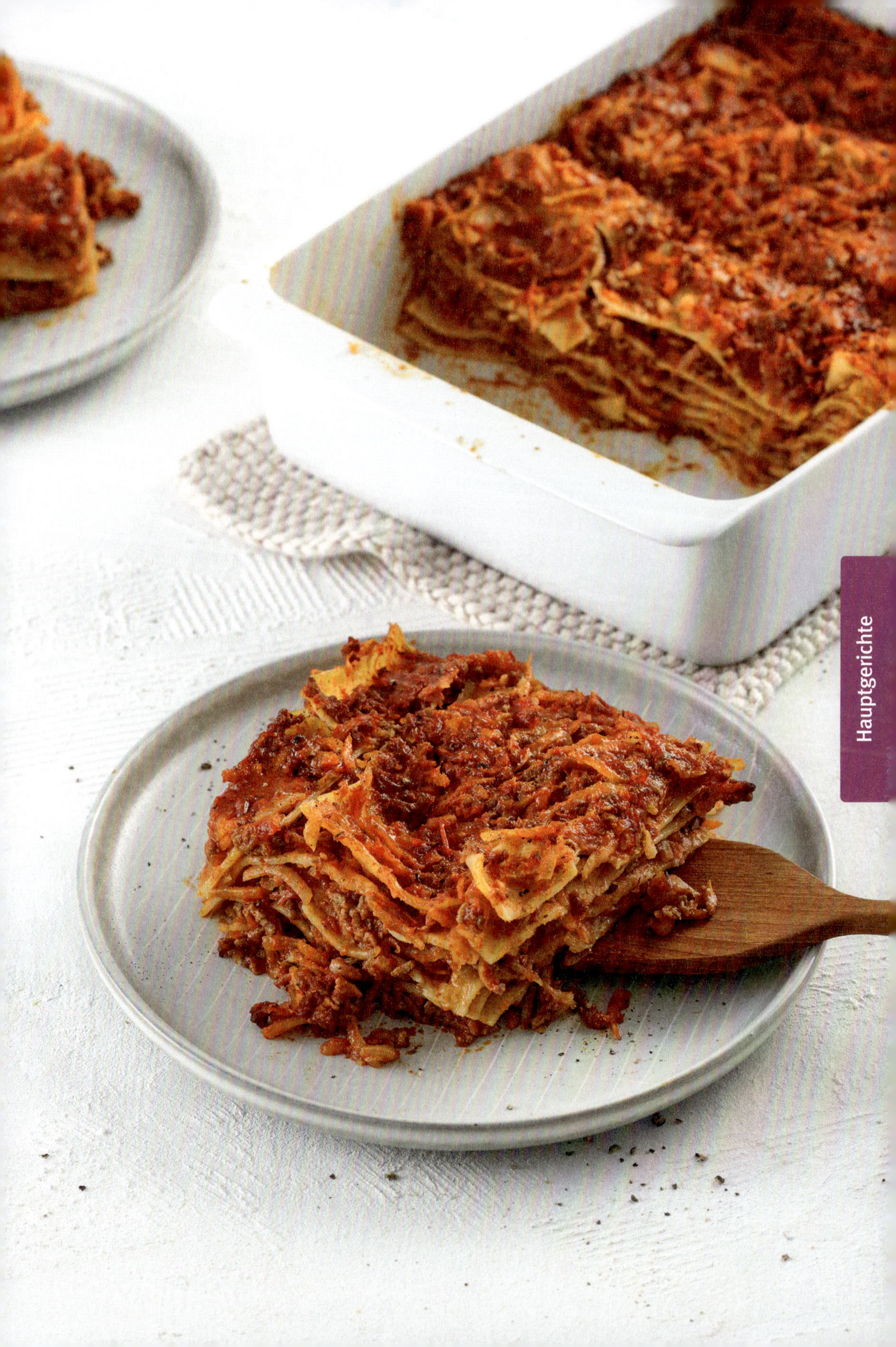

Nudelpfanne mit Spinat und Linsen

2 Portionen
30 Min.

250 g Maisnudeln • 70 g rote Linsen • 1 Zwiebel • 1 Knoblauchzehe • Bratöl • 200 ml Gemüsebrühe • 200 g frischer Blattspinat • 1 Handvoll Cocktailtomaten • 100 ml Hafer-Cuisine • Pfeffer, Salz • etwas Zitronensaft (optional)

- Die Nudeln nach Packungsanweisung in Salzwasser garen.

- Linsen in einem feinen Sieb so lange unter fließendem Wasser waschen, bis das Wasser klar bleibt.

- Zwiebel und Knoblauch fein hacken und in einer großen Pfanne anbraten, Linsen hinzufügen und kurz rösten. Mit Gemüsebrühe ablöschen. Spinat waschen, ebenfalls dazugeben und alles zugedeckt 10 Min. köcheln lassen.

- Tomaten waschen, ggf. halbieren und zusammen mit Hafer-Cuisine hinzugeben. Mit Pfeffer, Salz und Zitronensaft abschmecken und die Nudeln unter die Sauce rühren.

Variante Hafer-Cuisine durch Schmand oder Sahne aus Kuhmilch ersetzen.

Cremige Kürbissuppe

4 Portionen
40 Min.

600 g Hokkaidokürbis • 2 Karotten • 3 Kartoffeln • ½ Stange Lauch • Bratöl • 1 l Gemüsebrühe • Pfeffer, Salz

- Kürbis waschen und putzen, Karotten und Kartoffeln schälen und alles in grobe Stücke schneiden. Lauch putzen und in Ringe schneiden. In einem großen Topf das Gemüse in Öl anbraten.

- Mit Gemüsebrühe ablöschen und kochen, bis das Gemüse weich ist. Dann die Suppe pürieren und mit Salz und Pfeffer abschmecken.

Variante Die Suppe mit Schmand oder Sahne verfeinern.

» Cremige Kürbissuppe

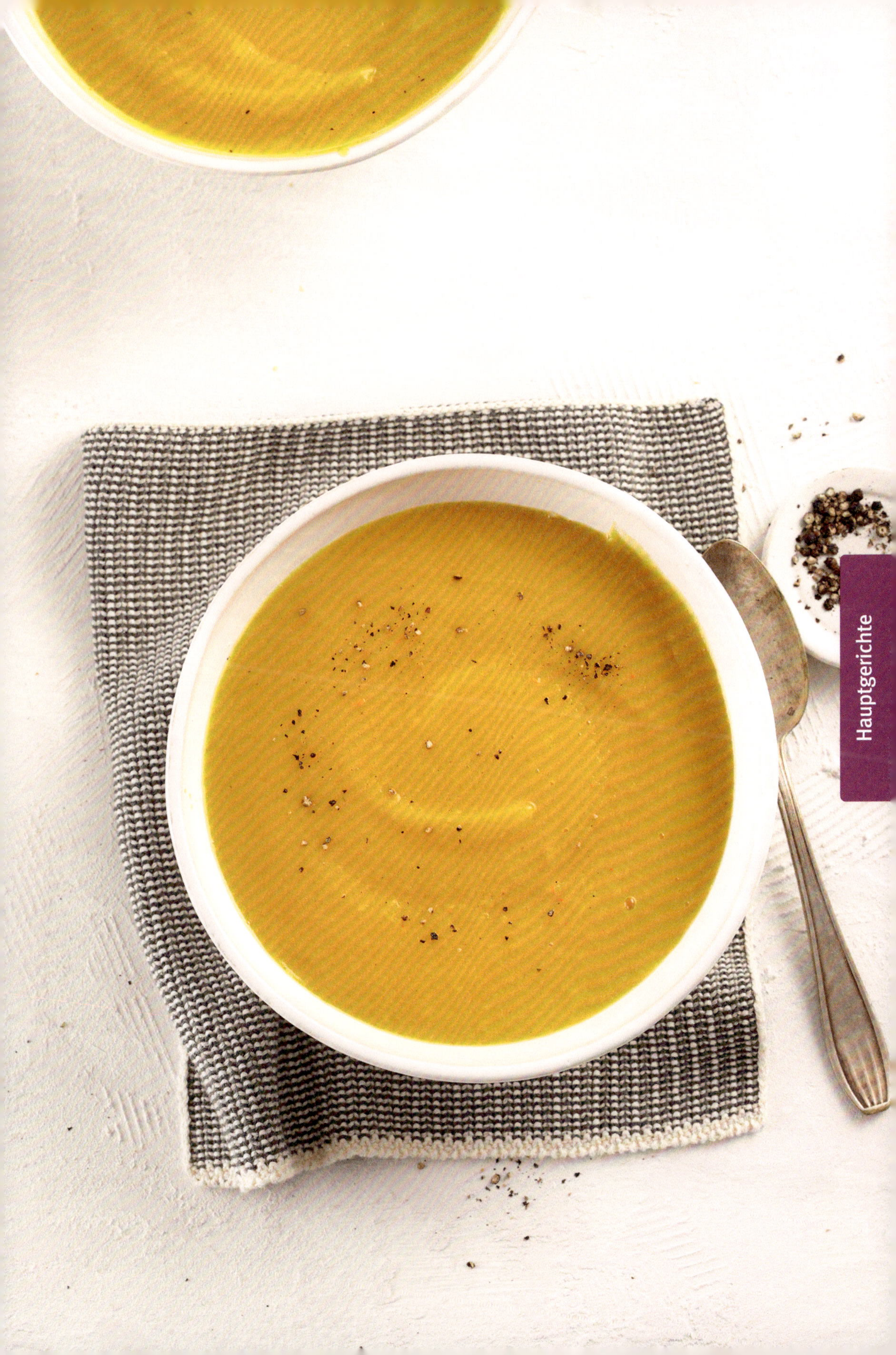

Klassische Linsensuppe

4 Portionen
⏲ 45 Min.

250 g braune Linsen • 2 große Kartoffeln • 2 Karotten • 1 Stange Lauch • Bratöl • 1,5 l Gemüsebrühe • 1 Lorbeerblatt • 4 Wiener Würstchen • Essig

- Die Linsen in einem feinen Sieb und unter fließendem Wasser waschen, bis das Wasser klar bleibt.

- Kartoffeln und Karotten schälen, Lauch putzen und das Gemüse klein schneiden. In einem großen Topf das Gemüse in Öl anbraten, Linsen hinzugeben und kurz anrösten. Mit Gemüsebrühe ablöschen, Lorbeerblatt hinzufügen und 30 Min. köcheln lassen – dabei ggf. Wasser nachgießen.

- Würstchen in Scheiben schneiden und in der Suppe kurz erwärmen. Zum Abschluss mit Essig abschmecken.

Variante 3–4 EL Schmand unter die fertige Suppe rühren.

Reisnudeln mit Linsenbolognese

3 Portionen
⏲ 45 Min.

250 g Reisnudeln • 60 g rote Linsen • 3 Karotten • 1 Zwiebel • ½ Knolle Sellerie • Bratöl • 70 g Tomatenmark • 400 g passierte Tomaten • 400 ml Gemüsebrühe • Pfeffer, Salz

- Nudeln nach Packungsanweisung garen.

- Linsen in einem feinen Sieb waschen, bis das Wasser klar bleibt.

- Gemüse schälen, in feine Würfel schneiden und in einem Topf anbraten. Tomatenmark, Gemüsebrühe, Tomaten und Linsen hinzugeben. Abschmecken und 30 Min. bei geringer bis mittlerer Hitze köcheln lassen.

- Mit den Nudeln servieren.

Variante Das Gericht mit geriebenem Parmesan bestreuen, Nudeln aus Hülsenfrüchten verwenden.

Mandarinen-Curry-Hähnchen mit Reis

2 Portionen
25 Min.

180 g Reis • 1 Zwiebel • 1 Knoblauchzehe • Bratöl • 70 g Tomatenmark • 1 EL Currypulver • 2 Hähnchenbrustfilets • 175 g Mandarinen (Dose, inkl. Flüssigkeit) • Pfeffer • Salz

- 360 ml Salzwasser zum Kochen bringen, Reis hineingeben, kurz aufkochen lassen, dann die Hitze auf kleine Stufe reduzieren und den Reis zugedeckt 20 Min. garen.

- Zwiebel hacken, Knoblauch pressen, beides in einer Pfanne mit etwas Bratöl anbraten, bis die Zwiebeln glasig sind.

- Tomatenmark unterrühren und kurz anrösten. Mit 200 ml Wasser ablöschen und mit Curry, Pfeffer und Salz würzen.

- Hähnchenbrustfilets in Stücke schneiden und in die Sauce geben. 10 Min. sanft köcheln lassen. Zum Schluss Mandarinen inkl. Flüssigkeit vorsichtig unterrühren und erneut abschmecken. Mit Reis servieren.

Kartoffelpuffer mit Apfelkompott

2–3 Portionen
30 Min.

700 g rohe mehligkochende Kartoffeln • 3 Äpfel • 2 EL Zucker • ½ TL Zimt • 3 gekochte Kartoffeln • Salz, Pfeffer • Bratöl

- Rohe Kartoffeln schälen, fein reiben und in eine Schüssel geben. 1 TL Salz hinzufügen und 10 Min. ziehen lassen.

- Äpfel schälen, vierteln, Kerngehäuse entfernen und mit Zucker, Zimt und 160 ml Wasser in einem Topf 15 Min. offen einkochen.

- Die geriebenen Kartoffeln in ein Küchentuch geben und das Wasser herauspressen.

- Die gekochten Kartoffeln pellen und grob reiben. Mit den rohen Kartoffeln vermengen und mit Salz und Pfeffer würzen. Die Masse zu Puffern formen.

- Etwas Bratöl in einer Pfanne erhitzen und die Puffer von beiden Seiten 5 Min. darin braten. Mit dem Apfelkompott servieren.

Süßkartoffeln mit Tomaten-Salsa

4 Portionen
60 Min.

4 mittelgroße Süßkartoffeln • 8 Tomaten • 1 Zwiebel • 1 Knoblauchzehe • Saft von ½ Zitrone • 2 EL Olivenöl • 1 TL Zucker • Salz, Pfeffer • ½ Bund Petersilie, gehackt

- Backofen auf 200 °C Ober-/Unterhitze vorheizen.

- Süßkartoffeln waschen und mit einem Messer mehrfach einstechen. Auf ein mit Backpapier ausgelegtes Backblech legen und 45 Min. backen, bis sie weich sind.

- Für die Salsa Tomaten waschen und wie die Zwiebel fein würfeln. In eine Schüssel geben, Knoblauch dazupressen. Den Zitronensaft, Olivenöl, Zucker, etwas Salz und Pfeffer sowie Petersilie unterrühren. Falls möglich, die Salsa etwas im Kühlschrank ziehen lassen.

- Die Kartoffeln längs halbieren und die Salsa daraufgeben.

Variante Die Salsa nach Belieben abändern, evtl. mit Resten aus dem Kühlschrank, die dazu passen. Zu den Kartoffeln passen gebratene Hähnchenbrust, Blattsalate, Linsen oder Kichererbsen.

Pesto-Gnocchi vom Blech

2 Portionen
30 Min.

1–2 Knoblauchzehen • 50 g Pinienkerne • Saft und Schale von 1 Bio-Zitrone • 2 Bund gehackte Kräuter nach Wahl (z. B. Petersilie, Basilikum, Bärlauch) • 110 ml Olivenöl oder Rapsöl • 50 g Hefeflocken, optional • Salz, Pfeffer • 1 Packung küchenfertige Kartoffelgnocchi ohne Ei und Weizen (aus dem Kühlregal)

- Backofen auf 200 °C Ober-/Unterhitze vorheizen.

- Für das Pesto den Knoblauch klein schneiden und mit den Pinienkernen in einer Pfanne ohne Fett kurz rösten. Mit Zitronenschale und -saft sowie Kräutern, Olivenöl, Hefeflocken und etwas Salz und Pfeffer in einem Mörser zerstoßen (oder mit dem Stabmixer zerkleinern).

- Dann mit den Gnocchi vermengen und diese auf einem Backblech verteilen. 20 Min. backen.

Variante Pesto mit Parmesan verfeinern oder gekauftes Pesto verwenden.

» Pesto-Gnocchi vom Blech

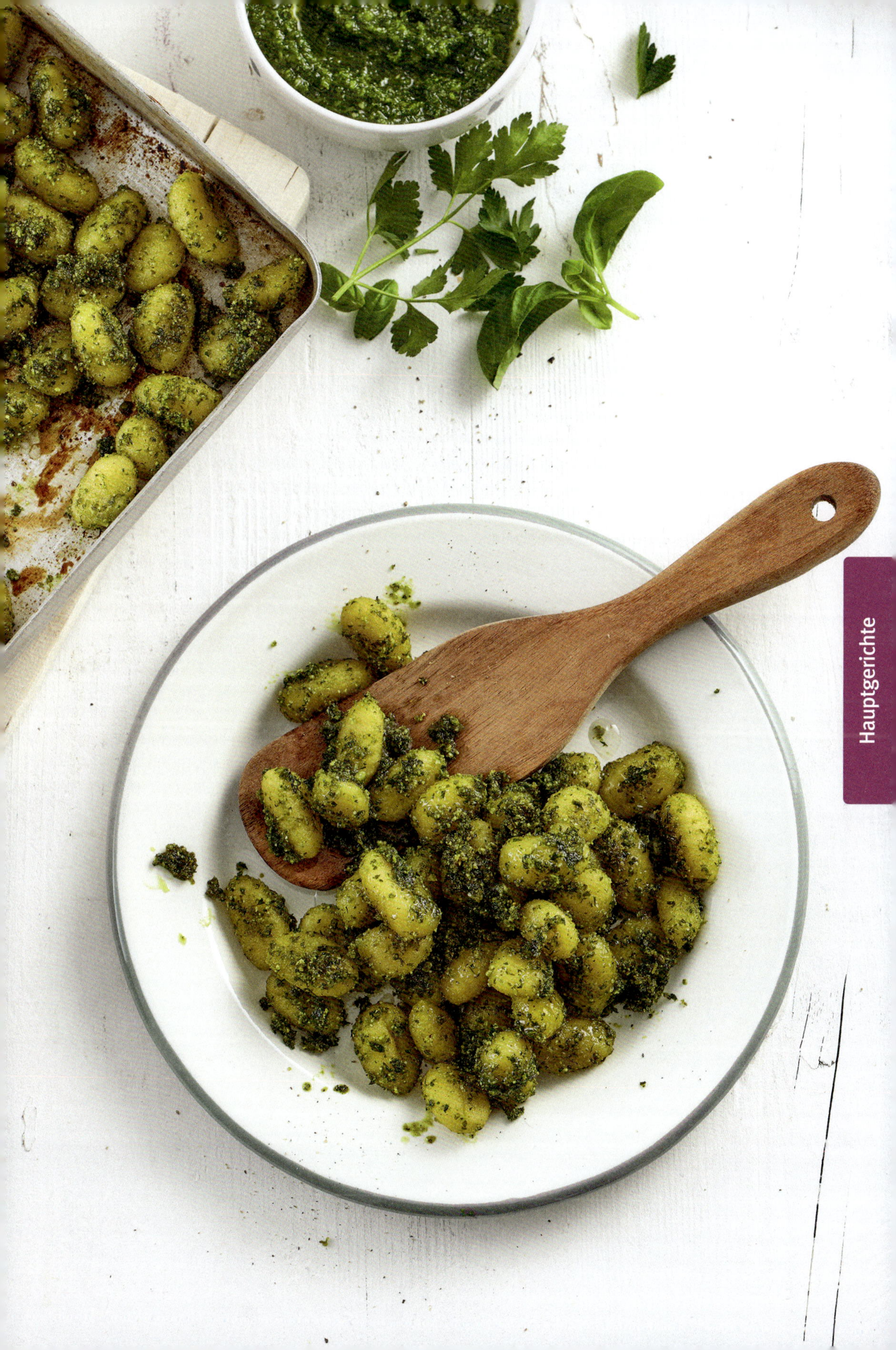

Pilzragout mit Reis und Hähnchen

4 Portionen
45 Min.

200 g Reis • 500 g gemischte Pilze • 1 Zwiebel • 400 g Hähnchenbrustfilet • Bratöl • 90 ml Weißwein • 400 ml Hafer-Cuisine • Salz, Pfeffer

- 400 ml Salzwasser zum Kochen bringen, Reis hineingeben, kurz aufkochen lassen, dann die Hitze auf ein Minimum reduzieren und den Reis zugedeckt 20 Min. garen.

- Pilze säubern und in Scheiben schneiden, Zwiebel hacken, Hähnchenbrustfilet in Streifen schneiden und alles in Bratöl scharf anbraten.

- Mit Weißwein ablöschen, den Wein kurz verdampfen lassen. Hafer-Cuisine hinzufügen und 10 Min. bei mittlerer Hitze köcheln lassen.

- Mit Salz und Pfeffer abschmecken und mit Reis servieren.

Variante Hafer-Cuisine durch Sahne aus Kuhmilch ersetzen; vor dem Servieren geriebenen Parmesan unter die Sauce rühren.

Kartoffel-Erbsen-Suppe mit Würstchen

4 Portionen
30 Min.

5–7 Kartoffeln • 1 Stange Lauch • 500 g TK-Erbsen • Bratöl • 1 l Gemüsebrühe • 200 ml Hafer-Cuisine • 4 Wiener Würstchen (optional vegetarische Wurstalternative) • Salz, Pfeffer

- Die Kartoffeln schälen und in mundgerechte Stücke schneiden. Lauch putzen, in Ringe schneiden und mit Kartoffeln und Erbsen in einem großen Topf anbraten. Mit Gemüsebrühe ablöschen und 10 Min. kochen lassen.

- Hafer-Cuisine hinzufügen und die Suppe mit dem Pürierstab grob pürieren, sodass noch Stücke zurückbleiben.

- Mit Salz und Pfeffer abschmecken, die Würstchen in Scheiben schneiden und in der Suppe erwärmen.

Variante Hafer-Cuisine durch Sahne aus Kuhmilch ersetzen.

Chili mit Reis

4 Portionen
30 Min.

200 g Reis • 2 Paprikaschoten • 1 Zwiebel • Bratöl • 100 g Tomatenmark • 1 EL Ahornsirup • ½ TL gemahlener Kreuzkümmel • ½ TL Knoblauchpulver • 1 EL Paprikapulver • Chiliflocken, nach Belieben • Salz, Pfeffer • 285 g Mais (Dose) • 255 g Kidneybohnen (Dose)

- 400 ml Salzwasser zum Kochen bringen, Reis hineingeben, kurz aufkochen lassen, dann die Hitze auf niedrige Stufe reduzieren und den Reis zugedeckt 20 Min. garen.

- Paprika waschen und putzen. Ebenso wie die Zwiebel würfeln und dann alles in einem großen Topf im Öl anbraten.

- Tomatenmark hinzugeben und kurz mitbraten. Mit 400 ml Wasser ablöschen und Ahornsirup und Gewürze unterrühren.

- Mais und Bohnen abtropfen lassen, hinzufügen und alles noch ein paar Min. köcheln lassen. Nochmals abschmecken und mit dem Reis servieren.

Variante 500 g Hackfleisch mit dem Gemüse anbraten. Für die vegetarische Variante Soja-Hack oder Sonnenblumen-Hack verwenden.

Mediterrane Polentaschnitten

2 Portionen
40 Min.

250 ml Gemüsebrühe • 250 ml passierte Tomaten • 200 g Polenta • 500 g Gemüse nach Wahl (z. B. Aubergine, Zucchini, Pilze, Paprika) • Bratöl • getrocknete Kräuter nach Wahl (z. B. Kräuter der Provence) • Salz • Pfeffer

- Backofen auf 180 °C Umluft vorheizen.

- Gemüsebrühe und passierte Tomaten in einem Topf aufkochen und Polenta einrühren. Herd ausschalten und 5 Min. quellen lassen.

- Eine eckige Auflaufform mit Backpapier auskleiden und die Polenta darin glatt streichen.

- Gemüse waschen, klein schneiden und in etwas Bratöl kurz anbraten. Dann auf der Polenta verteilen. Mit etwas Öl beträufeln und mit Kräutern, Salz und Pfeffer bestreuen.

- 20 Min. backen. Dann die Polenta in Stücke schneiden und servieren.

Variante Das gebratene Gemüse mit Fetawürfeln bestreuen.

Reispfanne mit Lauch und Hackfleisch

2 Portionen
30 Min.

180 g Reis • 200 g Lauch • Bratöl • 250 g Karotten • 250 g gemischtes Hackfleisch • 1 Bund Petersilie • Salz, Pfeffer

- 360 ml Wasser mit 1 Prise Salz aufkochen und Reis hinzugeben. Aufkochen, Hitze stark reduzieren und mit Deckel 20 Min. quellen lassen.

- Lauch putzen, in Ringe schneiden und in einer großen Pfanne in Öl anbraten. Karotten schälen, raspeln und mitbraten.

- Das Hackfleisch dazugeben und alles noch 10 Min. braten. Dann 250–300 ml Wasser dazugießen und 10 Min. köcheln lassen.

- Mit Salz und Pfeffer würzen, Petersilie hacken und vor dem Servieren unterrühren. Mit dem Reis servieren.

Variante Vor dem Servieren noch etwas Schmand unterrühren.

Ofengemüse mit Hummus

2 Portionen
45 Min.

6 Kartoffeln • 3 Karotten • 2 Rote Bete • 400 g Kichererbsen (Dose) • 1 Knoblauchzehe • Saft von 1 Zitrone • 5 EL Olivenöl • 2 EL Sesammus • 1 EL gemahlener Kreuzkümmel • Pfeffer, Salz • 2 EL Bratöl

- Backofen auf 200 °C Ober-/Unterhitze vorheizen.

- Kartoffeln, Karotten und Rote Bete gründlich waschen, wenn gewünscht schälen und in dicke Spalten schneiden.

- Auf einem Backblech verteilen und mit etwas Bratöl vermischen. 30 Min. backen.

- Für den Hummus Kichererbsen abtropfen lassen, Knoblauch pressen, dann mit Zitronensaft, Olivenöl, Sesammus, Kreuzkümmel und etwas Salz und Pfeffer pürieren. Zum Ofengemüse servieren.

Variante Nach 15 Min. Backzeit Feta-Würfel über das Gemüse streuen und weiterbacken.

» Ofengemüse mit Hummus

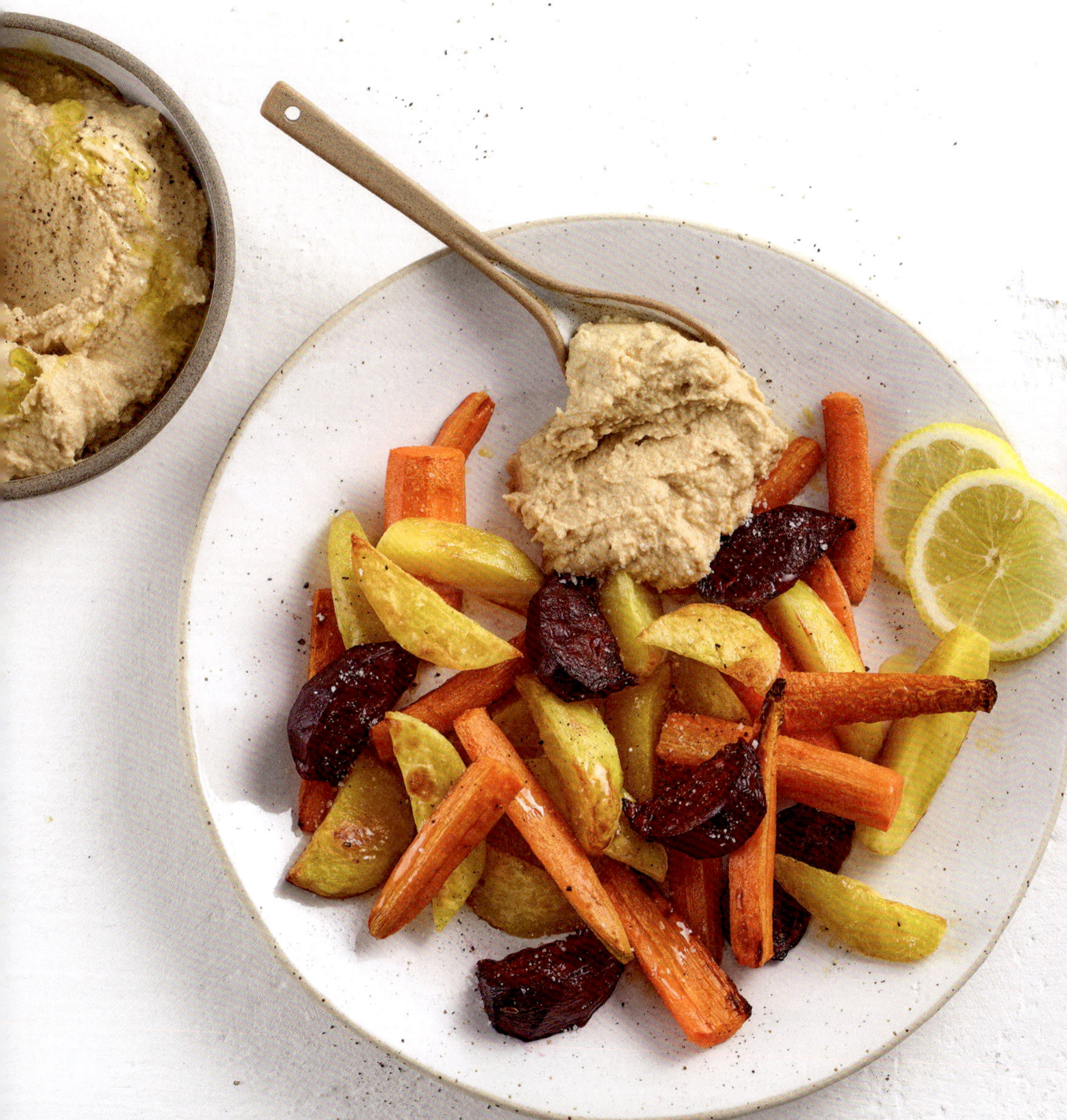

Shepherd's Pie

4 Portionen
60 Min.

5 Kartoffeln • Salz, Pfeffer • 3 Karotten • 1 Paprikaschote • 1 Zwiebel • Bratöl • 500 g Hackfleisch • 2 EL Tomatenmark • 1 TL Speisestärke • 230 ml kalte Gemüsebrühe

- Backofen auf 200 °C Ober-/Unterhitze vorheizen.

- Kartoffeln schälen, waschen, klein schneiden und in Salzwasser gar kochen. Dann das Wasser abgießen, die Kartoffeln zu Püree zerstampfen und mit Salz und Pfeffer würzen. Beiseitestellen.

- Karotten schälen, Paprika putzen und wie die Zwiebel klein schneiden. In einer Pfanne in Öl anbraten, dann das Hackfleisch hinzufügen und braten, bis es gar ist. Das Tomatenmark hinzufügen und kurz mitrösten.

- Stärke in die Gemüsebrühe einrühren und in die Pfanne geben. Kurz aufkochen lassen, abschmecken und vom Herd nehmen.

- Den Pfanneninhalt in eine Auflaufform geben und Kartoffelbrei gleichmäßig darüber verteilen. 20 Min. im Ofen backen.

Variante Butter oder Sahne unter den Kartoffelbrei rühren, vor dem Backen geriebenen Käse über den Kartoffelbrei streuen.

Blinis mit Hackfleisch und Gemüse

4 Blinis
30 Min.

1 Zucchini • 2 Karotten • 500 g Hackfleisch • Bratöl • Salz, Pfeffer • 200 g Buchweizenmehl • ½ Päckchen Backpulver • 300 ml Haferdrink • Bratöl

- Gemüse waschen, ggf. schälen und raspeln. In einer Pfanne mit dem Hackfleisch in Bratöl anbraten. Hitze reduzieren, Deckel auflegen und köcheln lassen. Mit Salz und Pfeffer abschmecken.

- Für die Blinis Mehl, Backpulver, 1 Prise Salz und Haferdrink mit einem Schneebesen schnell luftig aufschlagen.

- Eine beschichtete Pfanne mit etwas Bratöl erhitzen und die Blinis von beiden Seiten backen.

- Mit dem Hackfleisch servieren.

Variante Einen Teil des Buchweizenmehls durch Weizen- oder Dinkelmehl, Haferdrink durch Kuhmilch ersetzen.

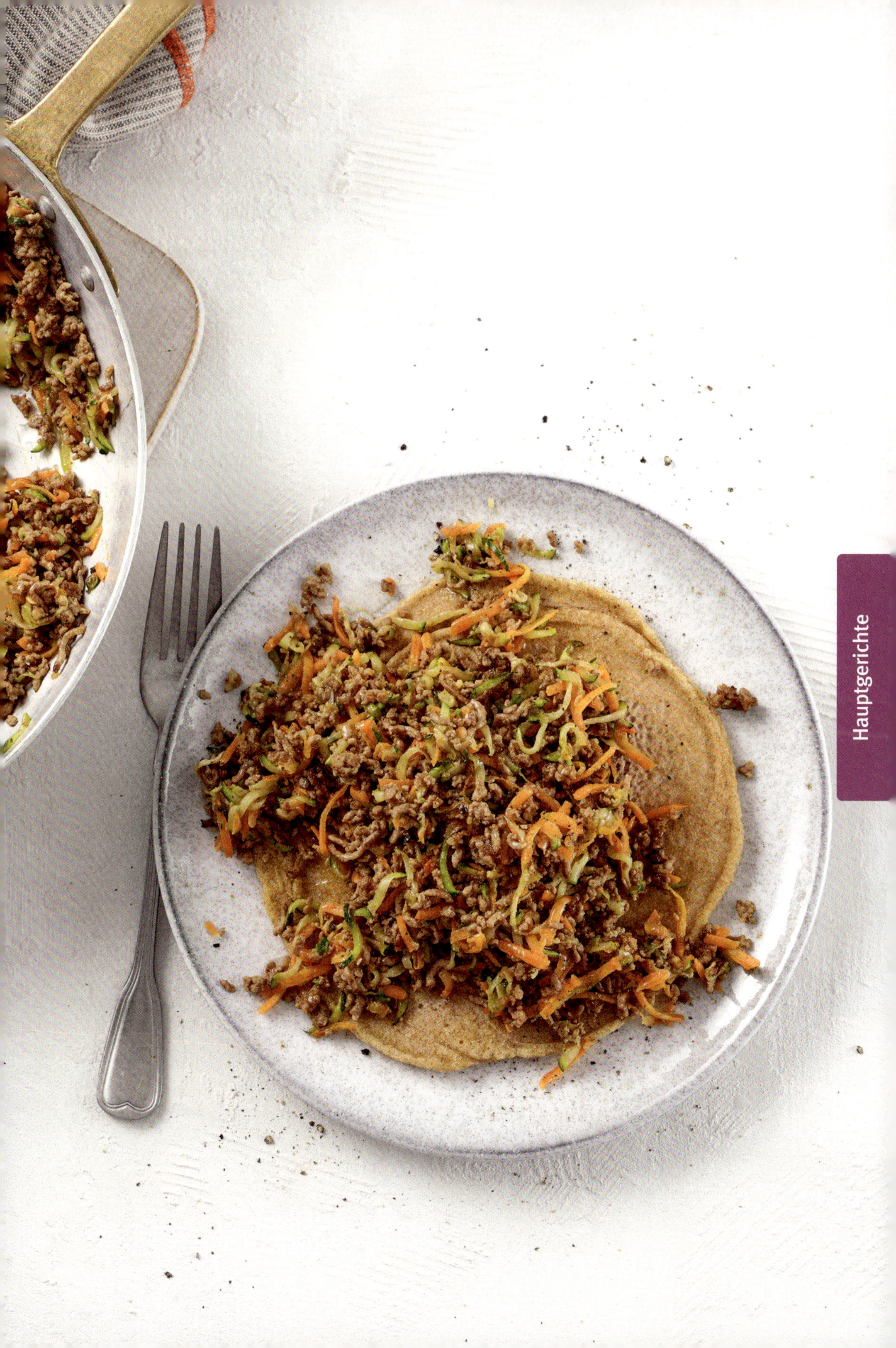

Omis Kartoffelsalat

4 Portionen
30 Min., plus 20 Min. Kochzeit und 2 Std. Ruhezeit

700 g festkochende Kartoffeln • 2 große Äpfel • 1 Zwiebel • 230 g saure Gurken, plus etwas von dem Sud aus dem Glas • 250 g vegane Salatmayonnaise • 200 g Joghurt-Alternative auf Haferbasis • 1 EL Senf • Salz, Pfeffer

- Die Kartoffeln (am besten am Vortag) kochen und abkühlen lassen.

- Für das Dressing Äpfel schälen, vom Kerngehäuse befreien und in mundgerechte Würfel schneiden. Zwiebel fein würfeln und Gurken in Scheiben schneiden. Mayonnaise, Joghurt-Alternative, Äpfel, Zwiebel, Gurken und Senf vermengen. Etwa 100 ml Sud aus dem Gurkenglas unterrühren und mit Salz, Pfeffer und Senf abschmecken.

- Die Kartoffeln pellen, in dicke Scheiben schneiden und vorsichtig mit dem Dressing vermengen.

- Vor dem Servieren mindestens 2 Std. ziehen lassen und nochmals abschmecken.

Variante Angebratene Speckwürfel (evtl. vegane) hinzufügen; vegane Mayonnaise durch normale Mayonnaise und Joghurt-Alternative durch Joghurt aus Kuhmilch ersetzen.

Rote-Bete-Apfel-Salat mit Biss

4 Portionen (als Beilage)
20 Min.

60 g Sonnenblumenkerne • 2 Äpfel • 500 g vorgegarte Rote Bete • ½ Zwiebel • 4 EL Balsamico-Essig • Senf • 6 EL Olivenöl • Salz, Pfeffer

- Sonnenblumenkerne in einer Pfanne ohne Fett rösten. Äpfel waschen, ggf. schälen, vom Kerngehäuse befreien und ebenso wie die Rote Bete würfeln. Zwiebel fein hacken. Alles in einer Schüssel vermengen.

- Für das Dressing Essig, Senf, Öl, Salz und Pfeffer verrühren. Über den Salat gießen und kurz ziehen lassen.

Variante Feta-Würfel in den Salat geben.

Bunter Quinoa-Salat

4 Portionen (als Beilage)
30 Min.

160 g Quinoa • 300 ml Gemüsebrühe • ½ Zwiebel • 100 g Oliven ohne Stein • 3 Tomaten • 285 g Mais (Dose) • 255 g Bohnen (Dose) • 6 EL Olivenöl • Saft von 1 Zitrone • 1 TL Senf • 1 TL Honig • Salz, Pfeffer

- Quinoa in einem feinen Sieb abwaschen, bis das Wasser klar bleibt. Dann in der Gemüsebrühe aufkochen, die Hitze stark reduzieren und zugedeckt garen, bis die Quinoa die Flüssigkeit aufgesogen hat.

- Zwiebel fein würfeln, Oliven halbieren, Tomaten würfeln, Mais und Bohnen abgießen.

- Für das Dressing Olivenöl, Zitronensaft, Senf und Honig verrühren.

- Abgekühlte Quinoa, Gemüse und Dressing vermengen, mit Salz und Pfeffer abschmecken und kurz ziehen lassen.

Variante Feta-Würfel unter den Salat mischen.

Grüner Bohnensalat

4 Portionen (als Beilage)
20 Min. + ein paar Std. Ruhezeit

750 g grüne TK-Bohnen • 1 kleine Zwiebel • 6 EL Olivenöl • 4 TL Essig • Saft von ½ Limette • 1 EL Ahornsirup • 1 TL Senf • Salz, Pfeffer

- 1 ½ l Wasser in einem Topf zum Kochen bringen, Bohnen hineingeben und wenn das Wasser wieder kocht, noch 12 Min. kochen.

- Zwiebel fein würfeln und mit den restlichen Zutaten zu einem Dressing vermengen.

- Die Bohnen abgießen und noch heiß mit dem Dressing vermischen. Möglichst ein paar Stunden ziehen lassen, danach eventuell noch einmal mit Salz und Pfeffer abschmecken.

Variante Angebratene Speckwürfel in den Salat geben.

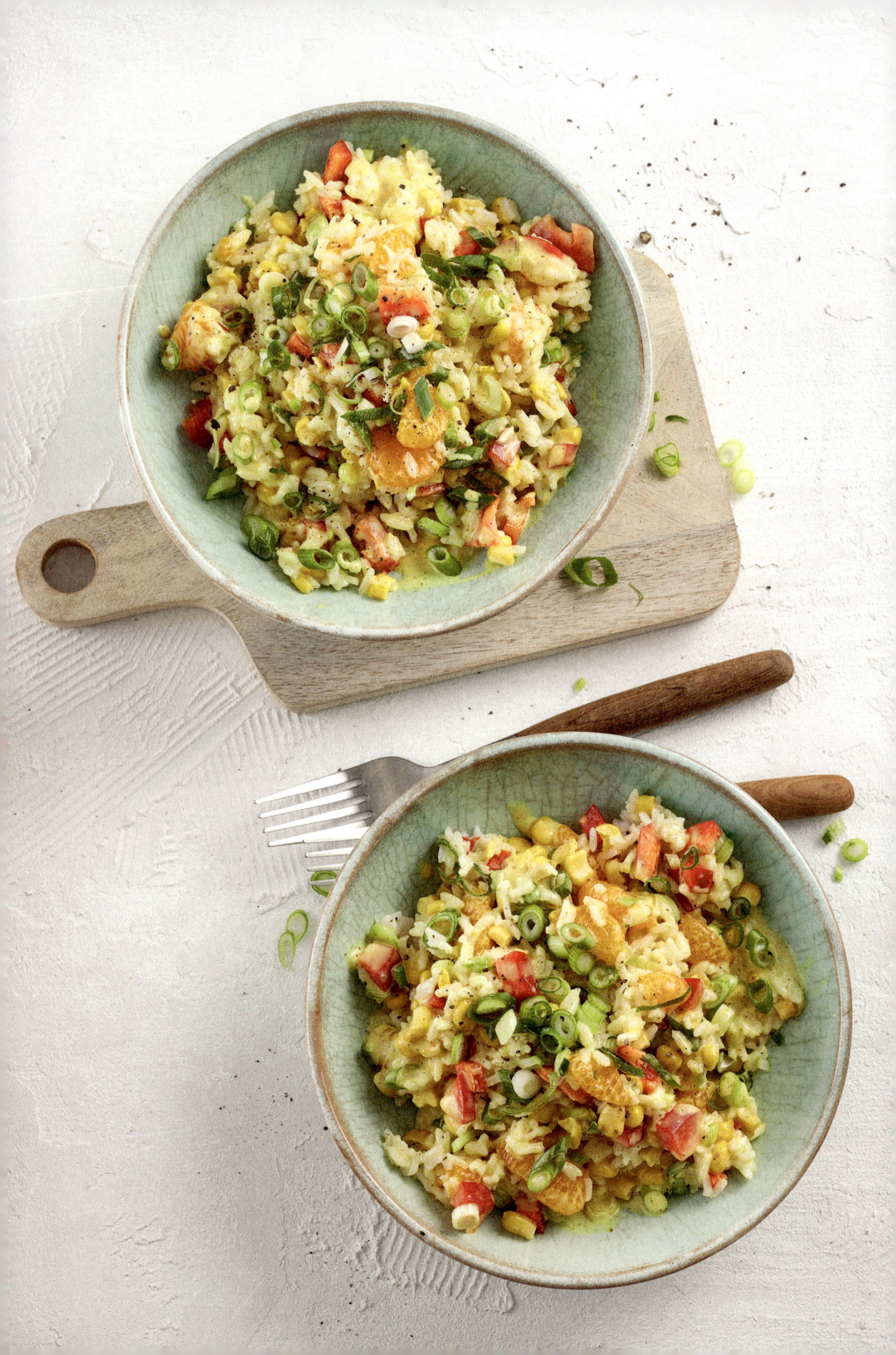

Reissalat mit Curry-Dressing

4 Portionen
20 Min. + 24 Std. + 2 Std. Ruhezeit

300 g Reis • 1 Paprikaschote • 1 Bund Frühlingszwiebeln • 285 g Mais (Dose) • 175 g Mandarinen (Dose) • 200 g vegane Mayonnaise • Saft und Abrieb von ½ Bio-Zitrone • 1 TL Senf • 1 TL Honig • 1 TL Currypulver • ½ Knoblauchzehe • Salz, Pfeffer

- Möglichst am Vortag 600 ml Salzwasser in einem großen Topf zum Kochen bringen, Reis hineingeben, kurz aufkochen lassen, dann die Hitze auf niedrige Stufe reduzieren und den Reis zugedeckt 20 Min. garen. Über Nacht (oder mehrere Std.) kalt werden lassen.

- Paprika und Frühlingszwiebeln waschen, putzen, klein schneiden und mit dem Reis in eine große Schüssel geben. Mais und Mandarinen abgießen und hinzufügen.

- Für das Dressing, vegane Mayonnaise mit Zitronensaft, -abrieb, Senf, Honig und Curry vermengen. Knoblauch dazupressen und so viel Wasser unterrühren, bis das Dressing cremig ist. Mit Salz und Pfeffer abschmecken.

- Den Reis mit dem Dressing vermengen und mindestens 2 Std. ziehen lassen.

Variante »Normale« Mayonnaise verwenden.

« Reissalat mit Curry-Dressing

Kidneybohnensalat mit Tomaten und Oliven

2 Portionen (als Beilage)
15 Min.

250 g Kidneybohnen (Dose) • 1 Handvoll Rucola • 50 g getrocknete Tomaten in Öl • 50 g Oliven ohne Stein • 1 EL Honig • 3 EL Zitronensaft • 5 EL Olivenöl • Salz, Pfeffer

- Die Bohnen abgießen, in einem Sieb abwaschen und abtropfen lassen. Rucola waschen und trocken schleudern. Getrocknete Tomaten und Oliven in kleine Stücke schneiden. Alles in eine Salatschüssel geben.

- Honig, Zitronensaft, Öl sowie etwas Salz und Pfeffer zu einem Dressing verrühren. Über den Salat gießen, vorsichtig vermengen und sofort servieren.

Variante Bohnen durch Kichererbsen oder Linsen ersetzen und nach Belieben gewürfelten Feta dazugeben.

Tipp Wenn der Salat nicht gleich gegessen wird, den Rucola noch zurückbehalten und erst kurz vor dem Servieren untermischen, damit er nicht welk wird.

Knoblauchdressing

2–3 Portionen
10 Min.

4 TL Senf • 4 EL Zitronensaft • 1–2 Knoblauchzehen • 1 TL Zucker • Salz, Pfeffer • 90–100 ml Olivenöl • ½ Bund Schnittlauch

• Alle Zutaten in einen Messbecher geben und mit 3 EL Wasser kurz pürieren. Alternativ Knoblauch pressen, Schnittlauch in feine Röllchen schneiden und mit den restlichen Zutaten und 3 EL Wasser verrühren.

Tipp Das Dressing eignet sich gut für den Vorrat, denn in einem geschlossenen Behälter hält es sich 3 Tage im Kühlschrank.

Fruchtiges Dressing mit Apfelessig

2–3 Portionen
10 Min.

75 ml Olivenöl • 50 ml Apfelessig • 1 ½ EL Honig • 30 ml Gemüsebrühe • ¼ Bund Kräuter nach Wahl • 1 TL Senf • ¼ Zwiebel • Salz, Pfeffer

• Alle Zutaten mit einem Pürierstab glatt pürieren und mit Salz und Pfeffer abschmecken. Falls das Dressing zu dickflüssig ist, je nach Geschmack noch etwas mehr Öl, Essig und Gemüsebrühe hinzufügen, bis die gewünschte Konsistenz erreicht ist.

Tipp Das Dressing eignet sich gut für den Vorrat, denn in einem geschlossenen Behälter hält es sich 3 Tage im Kühlschrank.

Gremolata

Für ein Glas mit 150 ml Fassungsvermögen
⏲ 5 Min.

2 Bund Petersilie • 1 Knoblauchzehe • 50 ml Olivenöl • Abrieb von 1 großen Bio-Zitrone • ½ TL Salz

● Petersilie waschen und zusammen mit dem Knoblauch fein hacken.

● Alle Zutaten vermengen. Je nach gewünschter Konsistenz noch mehr Öl hinzufügen.

Tipp Die Gremolata kann entweder frisch verwendet oder im Kühlschrank aufbewahrt werden. Vollständig mit Öl bedeckt hält sie sich in einem Schraubglas im Kühlschrank etwa 2 Wochen. Sie eignet sich gut zum Würzen von Salaten.

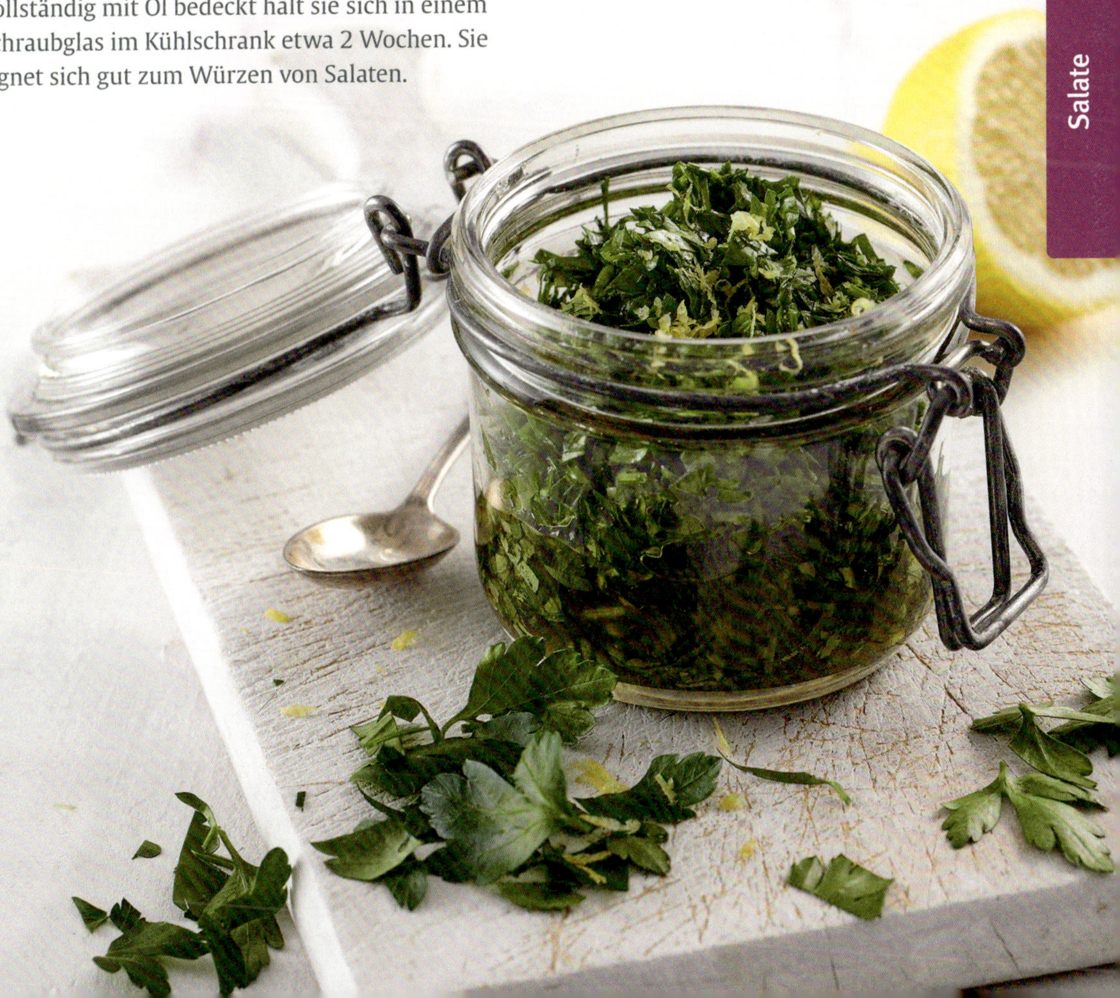

Basiskuchen

Für 1 Springform (Ø 24 cm)
60 Min.

300 g Haferflocken • 1 Banane • Saft und Abrieb von 1 Bio-Zitrone • 20 g Speisestärke • 50 g Zucker • 250 ml Haferdrink • 60 g Apfelmus • 1 Päckchen Vanillezucker • ½ Päckchen Backpulver • Margarine zum Einfetten

- Backofen auf 180 °C Ober-/Unterhitze vorheizen.

- Haferflocken in einem Mixer zu Mehl mahlen. Banane schälen und mit der Gabel zerdrücken. Alle Zutaten zu einem Teig vermengen und in eine gefettete Kuchenform (24 cm Ø) füllen.

- 40 Min. backen, mit einem Stäbchen die Garprobe machen.

Variante 150 g Haferflocken durch 150 g Dinkelmehl, Haferdrink durch Kuhmilch ersetzen.

Tipp Dieses Rezept kann als Basis für verschiedene Kuchenvarianten genutzt werden: Für einen Schokoladenkuchen die Zitrone durch Kakaopulver ersetzen oder für einen weihnachtlichen Kuchen Zimt in den Teig geben. Sie können die Teigmenge auch verdoppeln, auf einem Backblech verteilen und als Boden für Obst- oder Streuselkuchen verwenden. Dann ggf. schon nach 30 Minuten Backzeit die Stäbchenprobe machen.

Orangen-Kokos-Creme

4 Portionen als Dessert oder als Topping für 1 Basiskuchen
10 Min. + 60 Min. Kühlzeit

50 g Kokosöl • 1 Bio-Orange • 400 ml Kokosmilch, Vollfettstufe (Dose) • 100 g Joghurt-Alternative auf Kokos-Basis • 50 g Agavendicksaft • ½ Teigmenge Basiskuchen (Rezept links)

- Das Kokosöl schmelzen. Von der Orange die Schale fein abreiben und eine Hälfte auspressen.

- Dann alle Zutaten in einen hohen Rührbecher geben und kurz pürieren. Mind. 1 Std. kalt stellen.

- Wenn die Creme als Dessert serviert werden soll, in 4 Gläser verteilen und servieren. Wenn sie als Topping verwendet werden soll, gewünschten Kuchen (z. B. Basiskuchen) zubereiten und nach dem Auskühlen mit der Creme bestreichen.

Schoko-Kokos-Pudding

4 Portionen
10 Min. + 60 Min. Kühlzeit

1 Päckchen Schokoladen-Puddingpulver • 250 ml Haferdrink • 250 ml Kokosmilch • 2 EL Zucker • 40 g Kokosraspel

- Das Puddingpulver in 50 ml kaltem Haferdrink anrühren. Den restlichen Haferdrink und die Kokosmilch mit Zucker aufkochen und das aufgelöste Puddingpulver einrühren.

- Unter Rühren 2 Min. kochen und anschließend auf 4 Schälchen verteilen.

- Etwas ausdampfen, dann im Kühlschrank 60 Min. abkühlen lassen und vor dem Servieren mit Kokosraspeln garnieren.

Kidneybohnen-Brownies

8 Portionen
45 Min.

255 g Kidneybohnen (Dose) • 70 g Banane (geschält) • 100 g Haferflocken oder Hafermehl • 50 g vegane Bitterschokolade, mind. 80 % Kakaoanteil • 50 g Zucker • 50 g Bratöl • 5 EL Backkakao • 1 EL Backpulver • ½ EL Zimt

- Backofen auf 180 °C Ober-/Unterhitze vorheizen.

- Kidneybohnen abgießen und abspülen, zusammen mit der Banane fein zerdrücken oder pürieren. Haferflocken in einem Standmixer zu Mehl mahlen, alternativ Hafermehl verwenden. Schokolade fein raspeln oder hacken.

- Alle Zutaten kurz zu einem Teig vermengen (nicht zu lange rühren).

- Eine mittelgroße Auflaufform mit Backpapier auskleiden und den Teig hineingeben. 20 Min. backen. Anschließend in Quadrate schneiden.

Variante Öl durch 50 g Butter, vegane Schokolade durch Vollmilchschokolade, Banane durch 1 Ei ersetzen.

Selbstgemachte Müsliriegel

10 Riegel
⏲ 40 Min. + 3 Std. Kühlzeit

2 EL Kokosöl • 200 g Haferflocken • 40 g Sonnenblumenkerne • 40 g Kürbiskerne • 20 g Leinsamen • 40 g Sesammus • 100 g Apfelmus • 50 g Rosinen • 2 EL Honig • Kakaopulver oder Zimt nach Belieben

- Backofen auf 180 °C Ober-/Unterhitze vorheizen.
- Das Kokosöl schmelzen und mit den anderen Zutaten vermengen.
- Eine kleine Auflaufform (ca. 20 × 20 cm) mit Backpapier auslegen und die Masse gleichmäßig darin verteilen. 30 Min. backen
- Anschließend aus der Form nehmen und 3 Std. auskühlen lassen. Danach in Riegel schneiden und im Kühlschrank aufbewahren.

Variante Saaten durch Nüsse ersetzen, gehackte Schokolade unter die Masse mischen.

Knusprige Haferkekse

30 Kekse
⏲ 10 Min. + ca. 20 Min. Backzeit

300 g Haferflocken • 100 g Zucker • 80 g Apfelmus • 180 g Margarine • 80 g Buchweizenmehl • ½ Päckchen Backpulver

- Backofen auf 180 °C Ober-/Unterhitze vorheizen. Backblech mit Backpapier auslegen.
- Alle Zutaten zu einem Teig vermengen.
- Jeweils 1 gehäuften EL Teig zu einer Kugel rollen und auf dem Blech flach drücken.
- 15–20 Min. backen und vor dem Verzehr vollständig auskühlen lassen.

Variante Margarine durch Butter ersetzen.

» Knusprige Haferkekse

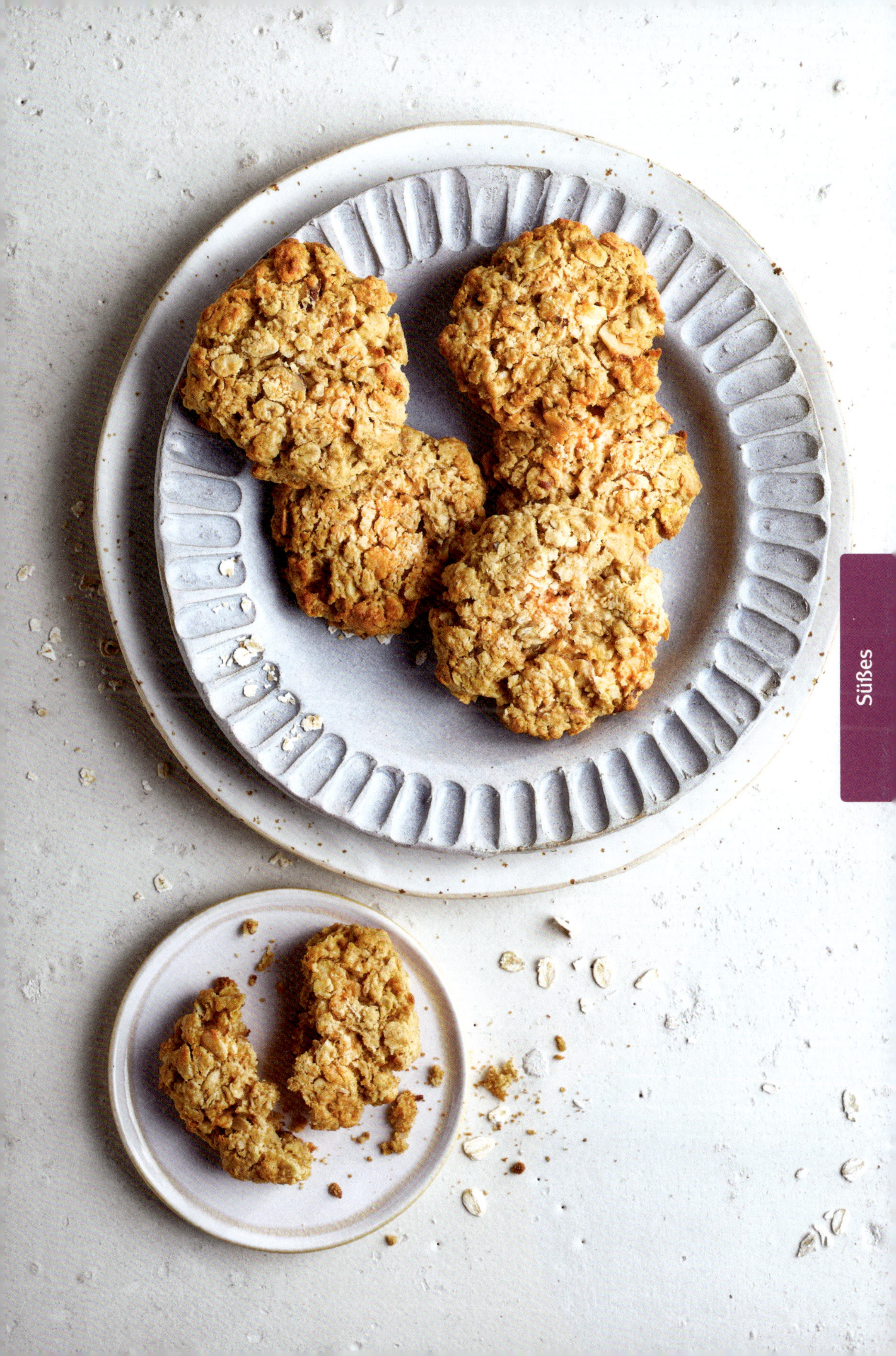

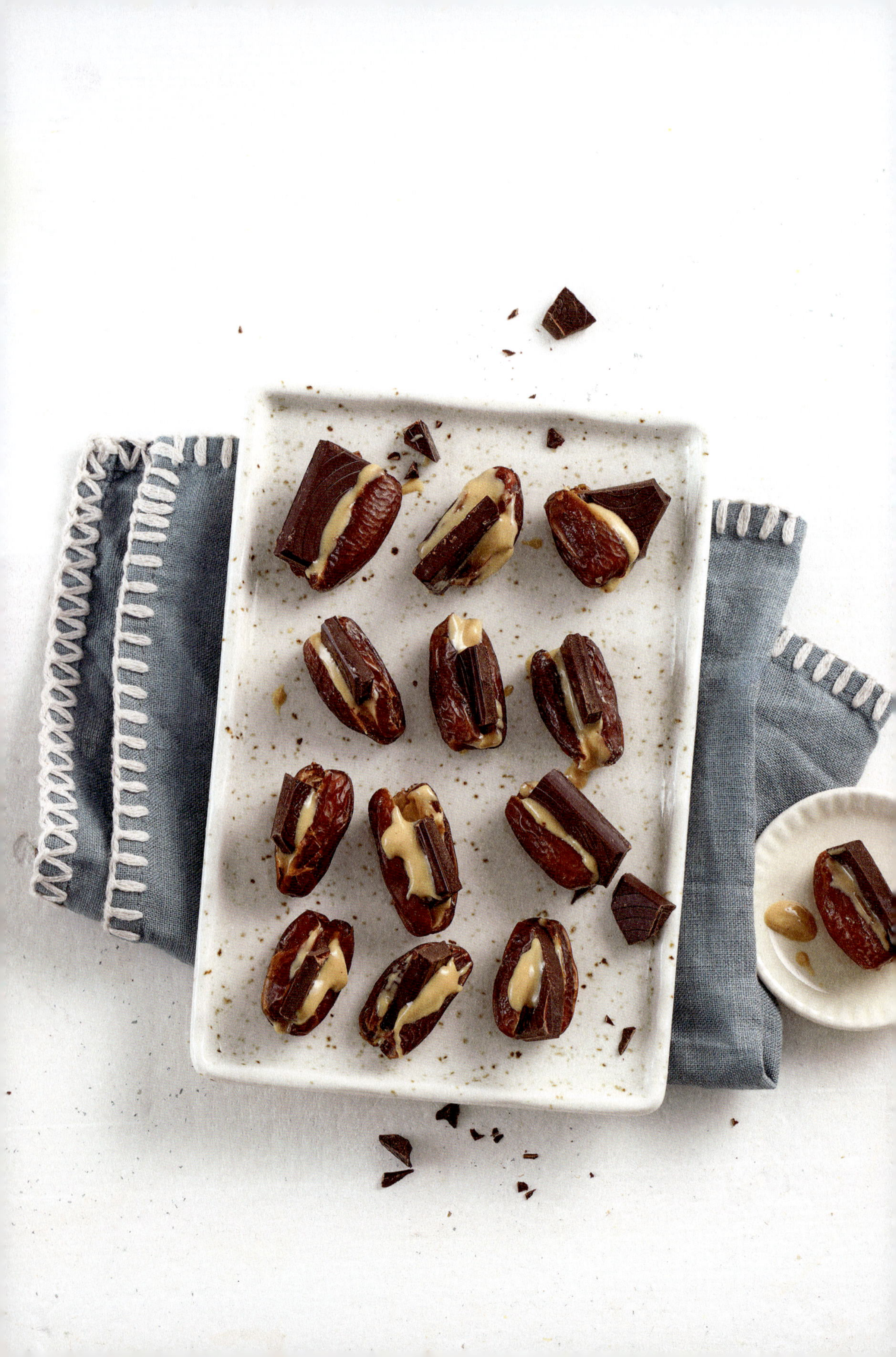

Dattelkonfekt

15 Stück
15 Min.

15 Datteln • 1 Glas Sesammus • 100 g vegane Bitterschokolade

- Datteln entsteinen (falls nötig) und leicht öffnen, aber nicht durchschneiden.

- Etwa ½ TL Sesammus in jede geöffnete Dattel geben und 1 Stück Schokolade hineindrücken. Alternativ die Schokolade im Wasserbad schmelzen und die gefüllte Dattel eintauchen.

Variante Sesammus durch Mandel- oder Erdnussmus ersetzen.

Tipp Das fertige Konfekt hält sich etwa 5 Tage im Kühlschrank, kann aber auch eingefroren werden.

Süßes Popcorn

2 Portionen
15 Min.

3 EL Kokosöl • 2 EL Zucker • 100 g Popcornmais

- Das Kokosöl in einem großen Topf erhitzen und den Zucker unterrühren.

- Die Hitze etwas reduzieren, den Mais hinzufügen und unter stetigem Rühren erhitzen. Achtung: Nicht zu heiß werden lassen, sonst wird der Zucker zu schnell braun und die Körner gehen nicht mehr auf.

- Wenn das erste Korn ploppt, einen Deckel auflegen und den Topf alle paar Sekunden schütteln, bis alle Körner aufgegangen sind.

- Das Popcorn in eine Schüssel geben und abkühlen lassen.

Variante Kokosöl durch Butter ersetzen. Für salziges Popcorn den Zucker durch 1 TL Salz ersetzen und nach Belieben vor dem Servieren noch Chili über das fertige Popcorn streuen.

« Dattelkonfekt

Reiswaffeln mit Honig oder Marmelade

3–4 Portionen
⏲ 2 Min.

3–4 Reis- oder Maiswaffeln • 3–4 EL Honig oder Konfitüre • Obst, nach Belieben

● Die Waffeln mit Honig oder Konfitüre bestreichen und mit etwas Obst servieren.

Gemüsesticks mit Hummus

2 Portionen
⏲ 30 Min.

500 g Gemüse nach Wahl (z. B. Paprikaschoten, Karotten, Gurken, Staudensellerie) • 240 g Kichererbsen (Dose) • ½ Knoblauchzehe • 5 EL Olivenöl • Saft von ½ Zitrone • 1 Msp. gemahlener Kreuzkümmel • ½ TL Salz

● Das Gemüse waschen, ggf. putzen und schälen und in Stäbchen schneiden.

● Für den Hummus Kichererbsen abgießen, in einem Sieb abwaschen und abtropfen lassen. Mit Knoblauch, Olivenöl, Zitronensaft, Kreuzkümmel und Salz in einen Standmixer oder hohen Mischbecher geben und pürieren. Evtl. mit etwas Wasser verlängern. Abschmecken und ggf. nachwürzen.

● Die Gemüsesticks mit dem Hummus servieren.

» Gemüsesticks mit Hummus

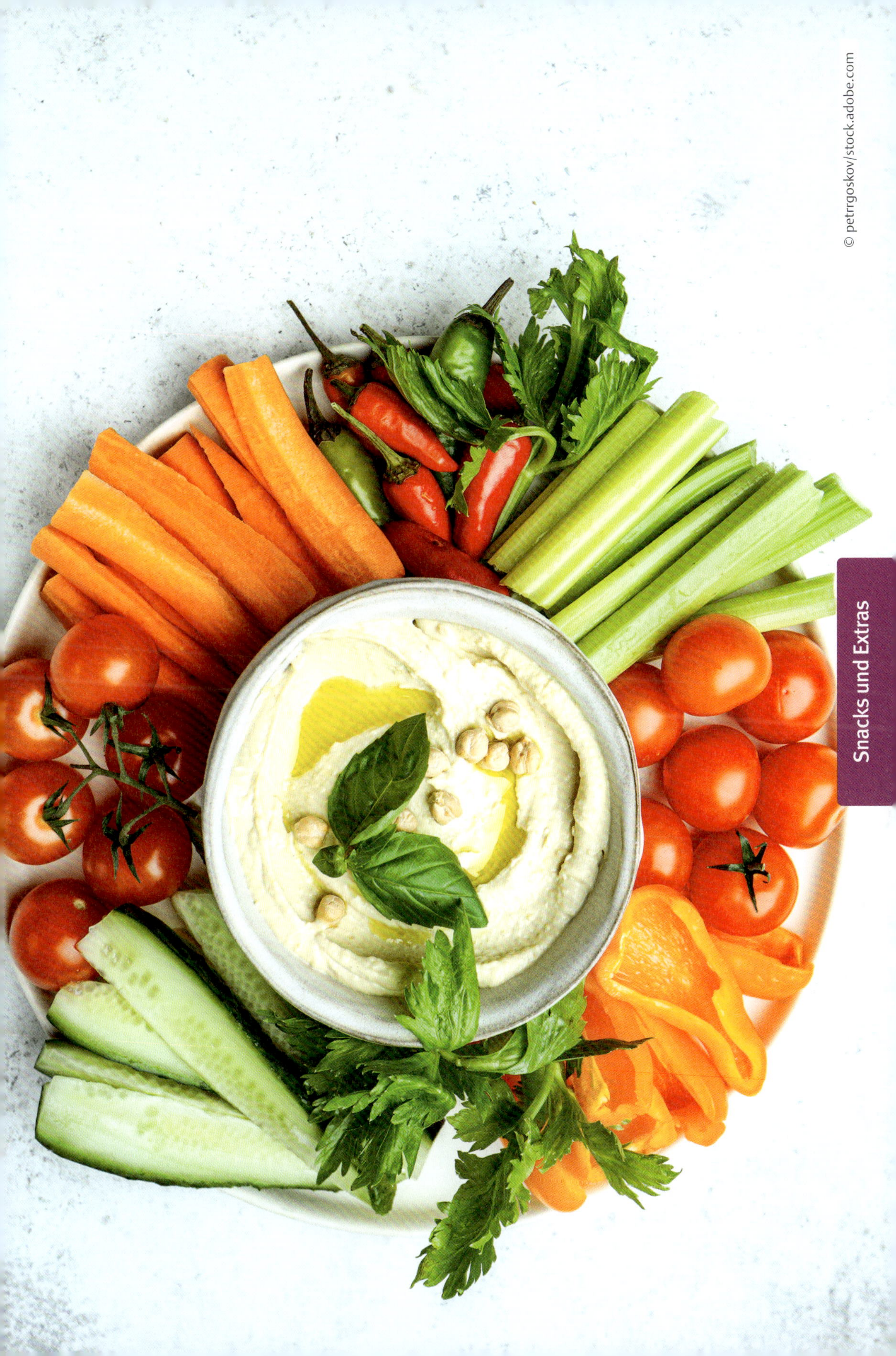

Saaten-Cracker

ca. 50 Cracker
⏲ 10 Min. + 40 Min. Backzeit

50 g Chiasamen • 160 g feine Haferflocken • 140 g Sonnenblumenkerne • 60 g Leinsamen • 10 g Salz • 2 EL getrocknete Kräuter oder Gewürze nach Wahl, z. B. Currypulver und Knoblauchgranulat oder italienische Kräuter und Tomatenpulver • 100 g Kürbiskerne

- Backofen auf 175 °C Ober-/Unterhitze vorheizen. Backblech mit Backpapier auslegen.

- Die Chiasamen mit 280 ml Wasser vermengen und 5 Min. quellen lassen.

- Alle übrigen Zutaten in einer großen Schüssel vermischen, die gequollenen Chiasamen unterrühren und die Masse dünn auf dem Backblech verstreichen.

- 40 Min. backen, vollständig abkühlen lassen, dann in Stücke schneiden. Luftdicht verpackt halten sich die Cracker 2–3 Wochen.

Variante Einen Teil der Sonnenblumen- und Kürbiskerne durch gehackte Nüsse ersetzen.

Tipp Für eine eher süße Variante zum Würzen Zimt und Kakao verwenden.

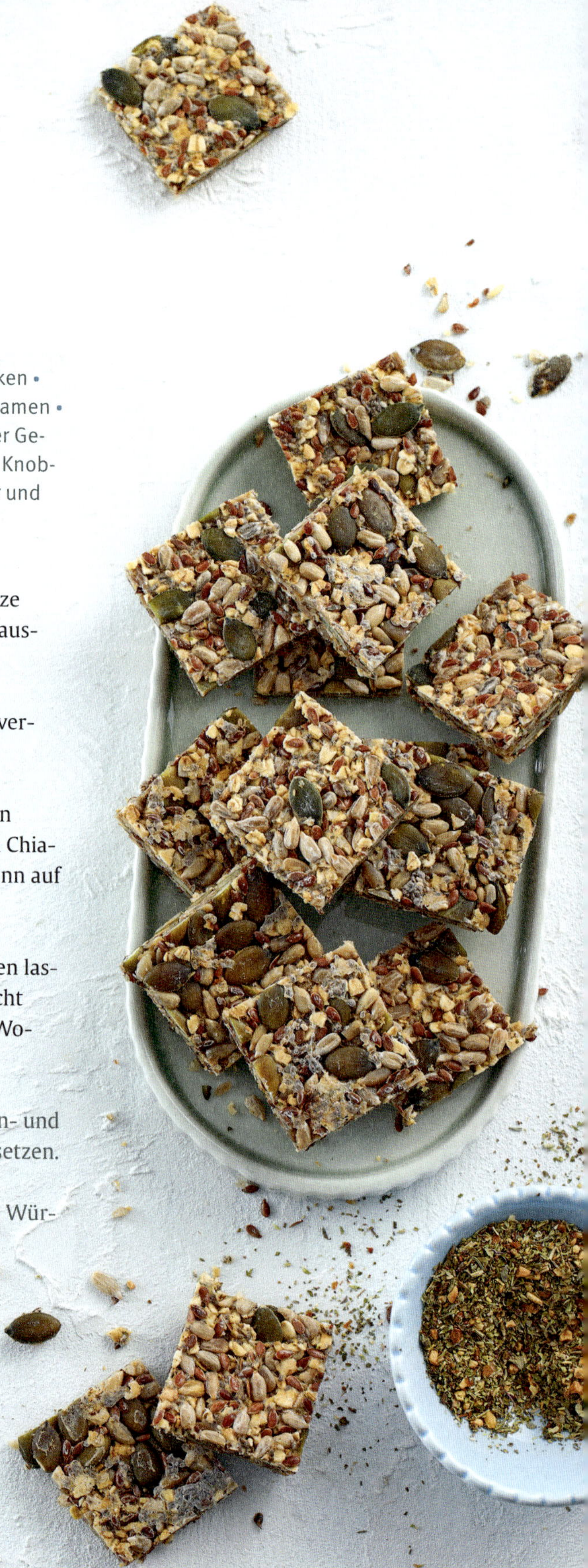

Linsenwaffeln mit herzhaftem Aufstrich

3–4 Portionen
2 Min.

3–4 Linsenwaffeln, naturbelassen oder gewürzt • 3–4 EL vegane Frischkäse-Alternative oder veganer Brotaufstrich • 100 g eingelegtes Gemüse (z. B. Rote Bete, Gurke) oder frisches Gemüse (z. B. Tomaten)

- Die Linsenwaffeln mit dem gewünschten Aufstrich bestreichen. Das Gemüse klein würfeln und die Waffeln damit garnieren.

Variante Frischkäse aus Kuhmilch verwenden.

Guacamole

2 Portionen
10 Min.

2 große Avocados • ¼ Zwiebel • 2 Tomaten • Saft von ½ Limette • Salz, Pfeffer • Maischips, zum Dippen

- Avocados längs halbieren, entsteinen, das Fruchtfleisch herauslösen und mit einer Gabel gut zerdrücken.

- Zwiebel sehr fein würfeln, Tomaten grob würfeln.

- Das Gemüse vermengen und mit Limettensaft, Salz und Pfeffer abschmecken. Mit Maischips servieren.

Austausch-Liste

Bisher in der Speisekammer	Ersatzprodukt	Wo gekauft?

Austausch-Liste

Bisher in der Speisekammer	Ersatzprodukt	Wo gekauft?

Danksagung

Folgende Personen haben uns besonders bei der Arbeit an diesem Buch unterstützt. Ihnen gilt unser besonderer Dank:

Uta Spieldiener vom TRIAS Verlag für die redaktionelle Unterstützung und ihre Begeisterung für die Idee zu diesem Buch.

Katrin Korch für das engagierte Lektorat.

Anja Bippus für die Koordination des Projektes.

Allen Betroffenen und Familien, die uns ihre Erfahrungen und Fragen mit auf den Weg gegeben haben.

Annette Simon und Maren Pauli für die wertvollen inhaltlichen Hinweise aus dem Bereich der Ernährungsmedizin und Ernährungsberatung.

Service

Quellenangaben

1 Madisch, A. et al.: S2k-Leitlinie Gastroösophageale Refluxkrankheit und eosinophile Ösophagitis der Deutschen Gesellschaft für Gastroenterologie, Verdauungs- und Stoffwechselkrankheiten (DGVS), AWMF-Registernummer 021–013; abrufbar unter: 021-013l_S2k_Gastrooesophageale-Refluxkrankheit-eosinophile_Oesophagitis_2023–09.pdf (abgerufen am 5.12.2024).

2 Hill, D. A. et al.: Eosinophilic Esophagitis Is a Late Manifestation of the Allergic March. J Allergy Clin Immunol Pract 2018 (6), 1528–1533, DOI: 10.1016/j.jaip.2018.05.010 (abgerufen am 05.12.2024).

3 Allen-Brady, K. et al.: Population-based familial aggregation of eosinophilic esophagitis suggests a genetic contribution. J Allergy Clin Immunol 2017 (140), 1138–1143, DOI: 10.1016/j.jaci.2016.12.979 (abgerufen am 05.12.2024).

4 Alexander, E. S. et al.: Twin and family studies reveal strong environmental and weaker genetic cues explaining heritability of eosinophilic esophagitis. J Allergy Clin Immunol 2014 (134), 1084–1092.e1, DOI: 10.1016/j.jaci.2014.07.021 (abgerufen am 05.12.2024).

5 Madisch, A. et al.: S2k-Leitlinie Gastroösophageale Refluxkrankheit, 2023.

6 Straumann, A. et al.: Idiopathic eosinophilic esophagitis: a frequently overlooked disease with typical clinical aspects and discrete endoscopic findings. Schweiz Med Wochenschr 1994 (124), 1419–1429, PMID: 7939509 (abgerufen am 05.12.2024).

7 Madisch, A. et al.: S2k-Leitlinie Gastroösophageale Refluxkrankheit, 2023.

8 Eidt, D. et al.: Maßnahmen zur Verbesserung der gesundheitlichen Situation von Menschen mit seltenen Erkrankungen in Deutschland. Forschungsbericht. Studie im Auftrag des Bundesministeriums für Gesundheit. 2009; abrufbar unter www.bundesgesundheitsministerium.de/fileadmin/Dateien/5_Publikationen/Gesundheit/Berichte/Studie_Massnahmen_zur_Verbesserung_der_gesundheitlichen_Situation_von_Menschen_mit_seltenen_Erkrankungen_in_Deutschland.pdf (abgerufen am 5.12.2024).

9 Dellon, E. S. et al.: Prevalence of eosinophilic esophagitis in the United States. Clin Gastroenterol Hepatol 2014 (12), 589–596.e1, DOI: 10.1016/j.cgh.2013.09.008 (abgerufen am 05.12.2024).

10 Dellon, E. S., Hirano, I: Epidemiology and Natural History of Eosinophilic Esophagitis. Gastroenterology 2018 (154), 319–332.e3, DOI: 10.1053/j.gastro.2017.06.067 (abgerufen am 05.12.2024).

11 Simon, D. et al.: Eosinophilic esophagitis is characterized by a non-IgE-mediated food hypersensitivity. Allergy 2016 May; 71 (5), 611–620. DOI: 10.1111/all.12846 (abgerufen am 05.12.2024).

12 Simon, D. et al.: Eosinophilic esophagitis, 2016.

13 Dellon, E. S., Hirano, I.: Epidemiology and Natural History of Eosinophilic Esophagitis. Gastroenterology 2018 (154), 319–332.e3.

14 Schoepfer, A. M. et al.: Delay in diagnosis of eosinophilic esophagitis increases risk for stricture formation in a time-dependent manner. Gastroenterology. 2013 Dec; 145 (6), 1230–1236.e1–2. DOI: 10.1053/j.gastro.2013.08.015 (abgerufen am 5.12.2024).

15 Bolton, S. M., Kagalwalla, A. F., Wechsler, J. B.: Eosinophilic Esophagitis in Children: Endoscopic Findings at Diagnosis and Post-intervention. Curr Gastroenterol Rep 2018 (20), 4, DOI: 10.1007/s11894–018–0607-z (abgerufen am 05.12.2024).

16 El-Khoury, J. W. et al.: Swiss EoE Cohort Study Group. Cohort Profile Update: The Swiss Eosinophilic Esophagitis Cohort Study (SEECS). Inflamm Intest Dis. 2024 Jul 17; 9 (1), 165–173; DOI: 10.1159/000539713 (abgerufen am 05.12.2024).

17 Madisch A. et al: S2k-Leitlinie Gastroösophageale Refluxkrankheit, 2023.

18 Mayerhofer C. et al.: Efficacy of Elimination Diets in Eosinophilic Esophagitis: A Systematic Review and Meta-analysis. Clinical Gastroenterology and Hepatology 2023, 21 (9), 2197–2210.e3, DOI: 10.1016/j.cgh.2023.01.019 (abgerufen am 05.12.2024).

19 Simon, D. et al.: Eosinophilic esophagitis, 2016.

20 Madisch, A. et al.: S2k-Leitlinie Gastroösophageale Refluxkrankheit, 2023.

21 Madisch, A. et al.: S2k-Leitlinie Gastroösophageale Refluxkrankheit, 2023.

22 Madisch, A. et al.: S2k-Leitlinie Gastroösophageale Refluxkrankheit, 2023, modifiziert nach Lucendo AJ, Molina Infante J, Arias Á et al. Guidelines on eosinophilic esophagitis: evidence-based statements and recommendations for diagnosis and management in children and adults. United European Gastroenterology Journal 2017; 5: 335–358 und Straumann A, Katzka DA. Diagnosis and Treatment of Eosinophilic Esophagitis. Gastroenterology 2018; 154: 346–359.

23 Murali, A. R. et al.: Topical steroids in eosinophilic esophagitis: Systematic review and meta-analy-

sis of placebo-controlled randomized clinical trials. Journal of Gastroenterology and Hepatology 2016 (31), 1111–1119, DOI: 10.1111/jgh.13281 (abgerufen am 05.12.2024).

24 Laserna-Mendieta, E. J. et al.: Efficacy of proton pump inhibitor therapy for eosinophilic esophagitis in 630 patients: results from the EoE connect registry. Alimentary Pharmacology & Therapeutics 2020 (52), 798–807, DOI: 10.1111/apt.15957; (abgerufen am 05.12.2024).

25 Madisch, A. et al.: S2k-Leitlinie Gastroösophageale Refluxkrankheit, 2023.

26 Lucendo, A. J. et al.: Guidelines on eosinophilic esophagitis: evidence-based statements and recommendations for diagnosis and management in children and adults. United European Gastroenterology Journal 2017 (5), 335–358, DOI: 10.1177/2050640616689525 (abgerufen am 05.12.2024).

27 Kedika, R. R., Souza, R. F., Spechler, S. J.: Potential anti-inflammatory effects of proton pump inhibitors: a review and discussion of the clinical implications. Dig Dis Sci. 2009 Nov; 54(11), 2312–7; DOI: 10.1007/s10620–009–0951–9 (abgerufen am 05.12.2024).

28 www.fachinfo.de, Suchbegriff Omeprazol, Pantoprazol (abgerufen am 20.11.2024).

29 Dr. Falk Pharma GmbH: Fachinformation Jorveza®0,5/1 mg Schmelztablette Stand 11/2022; abrufbar unter: www.fachinfo.de/fi/detail/023039/jorveza-r-0–5-mg-1-mg-schmelztabletten?query=-Jorveza (abgerufen am 05.12.2024).

30 Ahmet, A. et al.: Adrenal suppression in children treated with swallowed fluticasone and oral viscous budesonide for eosinophilic esophagitis. Allergy Asthma Clin Immunol 2016 (12), DOI: 10.1186/s13223–016–0154–9 (abgerufen am 05.12.2024).

31 Axelsson, I. et al.: Inhaled corticosteroids in children with persistent asthma: effects of different drugs and delivery (evices on growth). Cochrane Database Syst Rev 2019 (6), Cd010126, DOI: 10.1002/14651858.CD010126.pub2 (abgerufen am 05.12.2024).

32 Hirano, I. et al.: Budesonide Oral Suspension Improves Outcomes in Patients With Eosinophilic Esophagitis: Results from a Phase 3 Trial. Clinical Gastroenterology and Hepatology 2021 (20), 525–534. e10, DOI: 10.1016/j.cgh.2021.04.022 (abgerufen am 05.12.2024).

33 Fachinformation Dupixent® 300-mg-Injektionslösung, Sanofi-Aventis, Stand Juni 2024; abrufbar unter: www.fachinfo.de, Suchbegriff Dupixent (abgerufen am 05.12.2024).

34 Molina-Infante, J. et al.: Step-up empiric elimination diet for pediatric and adult eosinophilic esophagitis: The 2–4–6 Study. Food Allergy and gastrointestinal disease 2018 (141/4), 1365–1372, DOI: 10.1016/j.jaci.2017.08.038 (abgerufen am 06.12.2024).

35 Reese, I.: Diätetische Optionen bei eosinophiler Ösophagitis. Allergologie 45 (10/2022), 749–757, DOI: 10.5414/ALX02362 (abgerufen am 06.12.2024).

36 Mayerhofer, C. et al.: Efficacy of Elimination Diets in Eosinophilic Esophagitis, 2023.

37 Mayerhofer, C. et al.: Efficacy of Elimination Diets in Eosinophilic Esophagitis, 2023.

38 Molina-Infante, J. et al.: Step-up empiric elimination diet for pediatric and adult eosinphilic esophagitis, 2018.

39 Molina-Infante, J. et al.: Step-up empiric elimination diet for pediatric and adult eosinophilic esophagitis, 2018.

40 Wechsler, J. B. et al.: A Single-Food Milk Elimination Diet Is Effective for Treatment of Eosinophilic Esophagitis in Children. Clin Gastroenterol Hepatol. 2022, DOI: 10.1016/j.cgh.2021.03.049. Epub 2021 Apr 3 (abgerufen am 06.12.2024)

41 Mayerhofer, C. et al.: Efficacy of Elimination Diets in Eosinophilic Esophagitis, 2023.

42 Reese, I.: Diätetische Optionen bei eosinophiler Ösophagitis.

43 Biedermann, L et al.: Food-induced immediate response of the esophagus – A newly identified syndrome in patients with eosinophilic esophagitis. Allergy 2021 (76), 339–347, DOI: 10.1111/all.14495 (abgerufen am 06.12.2024).

44 Koken, G. et al.: Food-induced immediate response of the esophagus in pediatric eosinophilic esophagitis. Allergy. 2023 Dec (78/12), 3235–3240, DOI: 10.1111/all.15881 (abgerufen am 06.12.2024).

45 Groetch, M. et al.: Dietary Therapy and Nutrition Management of Eosinophilic Esophagitis: A Work Group Report oft he American Academy of Allergy, Asthma, and Immunology. The Journal of Allergy and Clinical Immunology: In Practice, 2017 (5/2), 312–324.e29, DOI: 10.1016/j.jaip.2016.12.026 (abgerufen am 06.12.2024).

Stichwortverzeichnis

Rezept- und Zutatenverzeichnis

Empfehlungen von Annika Woesler und Johanna Keck

Im Folgenden finden Sie weiterführende Anregungen

Nützliche Adressen und Links

Hier finden Sie eine Auswahl hilfreicher Adressen für mehr Informationen, Kontakt zu Fachkräften und Selbsthilfegruppen.

Selbsthilfe
»KEKS – Patientenorganisation für Speiseröhrenerkrankungen«; Zielgruppe: vorwiegend Familien mit betroffenen Kindern. Hier finden Sie Möglichkeiten zum Austausch mit anderen Betroffenen, medizinische Beratung, Klinik-Listen. www.keks.org

»NEKS – Netzwerk Erwachsener mit kranker Speiseröhre«; Zielgruppe: Hier finden Erwachsene mit Speiseröhrenerkrankungen hilfreiche Tipps und medizinischen Rat zu verschiedenen Themen. www.neks-deutschland.org

»EoE Patiententag«: Findet einmal im Jahr an einem jeweils anderen Ort in Deutschland statt und bietet Interessierten die Möglichkeit zum Austausch mit anderen Betroffenen und mit Experten. Es gibt Vorträge und Workshops; eine Teilnahme ist in der Regel auch online möglich www.eoe-patiententag.de

Medizinische Fachverbände
»GPGE – Gesellschaft für Pädiatrische Gastroenterologie und Ernährung e. V.« Medizinische Fachgesellschaft der Kinder- und Jugendgastroenterolog*innen in Deutschland, Österreich und der Schweiz. Die Homepage bietet Informationen zu Diagnostik und Therapie bei häufigen gastroenterologischen Erkrankungen für betroffene Kinder und Jugendliche und deren Familien. Über die Kartenfunktion im Bereich »Infos für Eltern & Kinder/Anlaufstellen« kann man nach Ansprechpartnern in der Nähe suchen: www.gpge.eu

»DGVS – Deutsche Gesellschaft für Gastroenterologie, Verdauungs- und Stoffwechselkrankheiten e. V.«. Medizinische Fachgesellschaft der Erwachsenengastroenterolog*innen in Deutschland. Bietet über den Patientenbereich medizinische Informationen und Hinweise auf Ansprechpartner: www.dgvs.de

»Ärztefinder Magen-Darm-Ärzte«: Suche nach niedergelassenen Gastroenterolog*innen über die Postleitzahl. Erleichtert die Suche nach Gastroenterolog*innen für Erwachsene in Ihrer Wohnortnähe: magen-darm-aerzte.de/aerztefinder

Qualifizierte Ernährungsfachkräfte in Ihrer Nähe
»BerufsVerband Oecothrophologie e. V.« (VDOE): www.vdoe.de/beruf/vdoe-expertensuche

»Verband für Ernährung und Diätetik e. V.« (VFED): www.vfed.de/de/fachkräfte-suche/fachkräfte-suche

»Quetheb«. Suche nach Ernährungsexperten über die Postleitzahl: suche.quetheb.de/

»E-Zert«. Plattform qualifizierte Ernährungstherapie & Ernährungsberatung e. V.: www.e-zert.de

Weitere Rezepte finden Sie in folgendem Buch:
Stefanie Grauer-Stojanovic: KochTrotz für alle. Foodhacker Verlag 2015.

Innerhalb eines Rezeptes kann jede Zutat gegen andere Optionen ausgetauscht werden. Mit ihrem genialen Baukasten-System hat Frau Grauer-Stojanovic einen Weg geschaffen, Rezepte an die individuellen Bedürfnisse großer und kleiner Esser anzupassen.

Bibliografische Information der Deutschen Nationalbibliothek
Die Deutsche Nationalbibliothek verzeichnet diese Publikation in der Deutschen Nationalbibliografie; detaillierte bibliografische Daten sind im Internet über dnb.d-nb.de abrufbar.

Programmplanung: Uta Spieldiener
Projektmanagement: Anja Bippus
Redaktion: Dr. Katrin Korch, Baden-Baden
Bildredaktion: Marie Crämer
Umschlaggestaltung: © Thieme
Layout: CYCLUS · Visuelle Kommunikation, Stuttgart

Bildnachweis:
Covermotiv und Bild S. 3: © A. Rogge & J. Jankovic/Thieme
Autorinnenfoto: S. 2 oben © privat
Fotos im Innenteil: S. 4 © Siam/stock.adobe.com; S. 6 © Olga/stock.adobe.com; S. 8 © Siam/stock.adobe.com; S. 14 © Prof. Dr. Annette Müller, Praxis für Pathologie/Zentrum für Kinderpathologie an der Universitätsklinik Köln; S. 30 © Pormezz/stock.adobe.com; S. 60 © Trickster*/stock.adobe.com
Foodfotos: © A. Rogge & J. Jankovic/Thieme, außer: S. 99 © M. Bergmann/Thieme; S. 103 © petrrgoskov/stock.adobe.com
Zeichnungen: Christine Lackner; S. 24 Madisch A, Koop H, Miehlke S et al. S2k-Leitlinie Gastroösophageale Refluxkrankheit und eosinophile Ösophagitis der Deutschen Gesellschaft für Gastroenterologie, Verdauungs- und Stoffwechselkrankheiten (DGVS). Zeitschrift für Gastroenterologie 2023; 61: 862–933. © 2023. Thieme
Die abgebildeten Personen haben in keiner Weise etwas mit der Krankheit zu tun.

1. Auflage 2025

TRIAS Verlag in Georg Thieme Verlag KG
Oswald-Hesse-Straße 50, 70469 Stuttgart

Satz und Repro: Fotosatz Buck, Kumhausen
Druck: AZ Druck und Datentechnik GmbH, Kempten

Gedruckt auf chlorfrei gebleichtem Papier
Printed in Germany

ISBN 978-3-432-11975-5
eISBN (ePub) 978-3-432-11976-2

1 2 3 4 5 6

MIX
Papier | Fördert gute Waldnutzung
FSC® C008457
FSC www.fsc.org

Wichtiger Hinweis: Wie jede Wissenschaft ist die Medizin ständigen Entwicklungen unterworfen. Forschung und klinische Erfahrung erweitern unsere Erkenntnisse. Ganz besonders gilt das für die Behandlung und die medikamentöse Therapie. Bei allen in diesem Werk erwähnten Dosierungen oder Applikationen, bei Rezepten und Übungsanleitungen, bei Empfehlungen und Tipps dürfen Sie darauf vertrauen: Autoren, Herausgeber und Verlag haben große Sorgfalt darauf verwandt, dass diese Angaben dem Wissensstand bei Fertigstellung des Werkes entsprechen. Rezepte werden gekocht und ausprobiert. Übungen und Übungsreihen haben sich in der Praxis erfolgreich bewährt. Eine Garantie kann jedoch nicht übernommen werden. Eine Haftung des Autors, des Verlags oder seiner Beauftragten für Personen-, Sach- oder Vermögensschäden ist ausgeschlossen.

Wo datenschutzrechtlich erforderlich, wurden die Namen und weitere Daten von Personen redaktionell verändert (Tarnnamen). Dies ist grundsätzlich der Fall bei Patient*innen, ihren Angehörigen und Freund*innen, z. T. auch bei weiteren Personen, die z. B. in die Behandlung von Patient*innen eingebunden sind.

Thieme Publikationen streben nach einer fachlich korrekten und unmissverständlichen Sprache. Dabei lehnt Thieme jeden Sprachgebrauch ab, der Menschen beleidigt oder diskriminiert, beispielsweise aufgrund einer Herkunft, Behinderung oder eines Geschlechts. Thieme wendet sich zudem gleichermaßen an Menschen jeder Geschlechtsidentität. Die Thieme Rechtschreibkonvention nennt Autor*innen mittlerweile konkrete Beispiele, wie sie alle Lesenden gleichberechtigt ansprechen können. Die Ansprache aller Menschen ist ausdrücklich auch dort intendiert, wo im Text (etwa aus Gründen der Leseleichtigkeit, des Text-Umfangs oder des situativen Stil-Empfindens) z. B. nur ein generisches Maskulinum verwendet wird.

Unsere Umwelt ist uns wichtig!
Papier aus nachhaltigen und kontrollierten Quellen
Druck in Deutschland mit kurzen Lieferwegen
Druckereien mit hohen Ansprüchen an Ökologie

TRIAS, einer der führenden Ratgeberverlage im Bereich Gesundheit, gehört zur Thieme Gruppe, marktführender Anbieter medizinischer Fachinformationen und Services. Anspruch der Thieme Gruppe ist es, den im Gesundheitswesen tätigen Berufsgruppen sowie allen an Gesundheit Interessierten genau die Informationen und Angebote bereitzustellen, die sie in einer bestimmten Arbeitssituation oder Lebensphase benötigen. Durch die hohe Qualität und zielgruppenspezifische Relevanz der angebotenen Leistungen bereitet Thieme den Weg für eine bessere Medizin und mehr Gesundheit im Leben.

Thieme

Energiegeladen & **selbstbewusst**

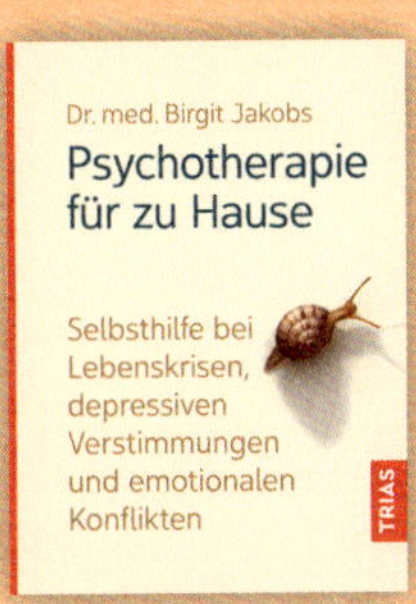

Birgit Jakobs
Psychotherapie für zu Hause

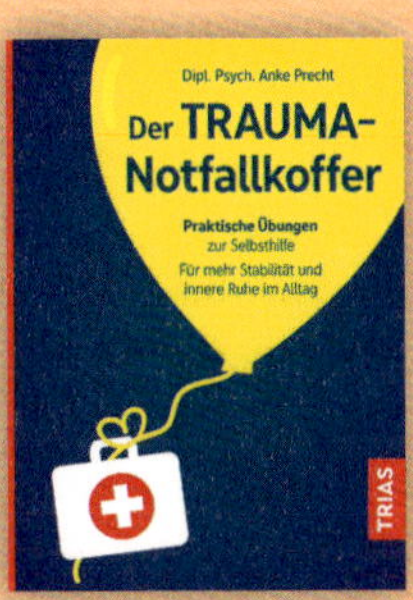

Anke Precht
Trauma-Notfallkoffer

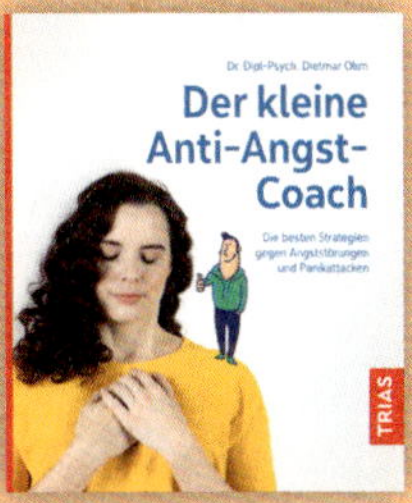

Dietmar Ohm
Der kleine Anti-Angst-Coach

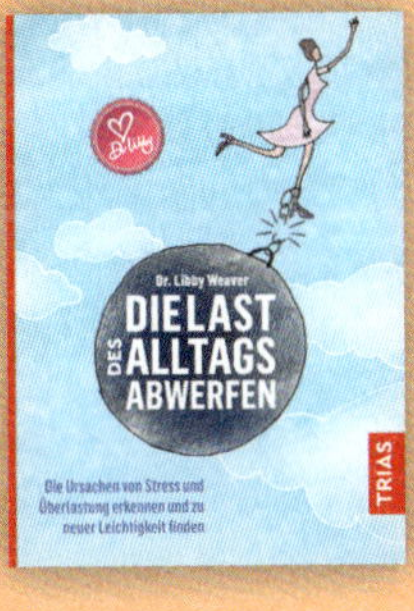

Libby Weaver
Die Last des Alltags abwerfen

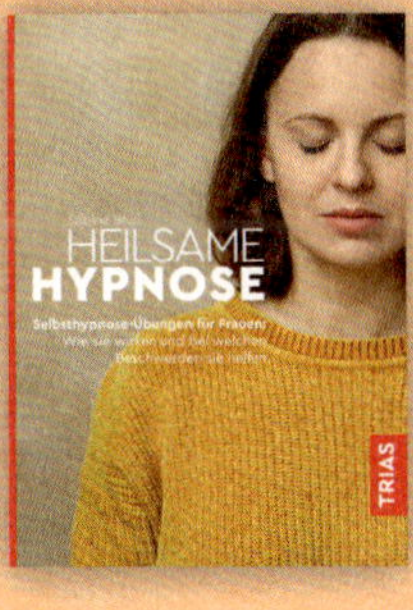

Sabine Brüß
Heilsame Hypnose

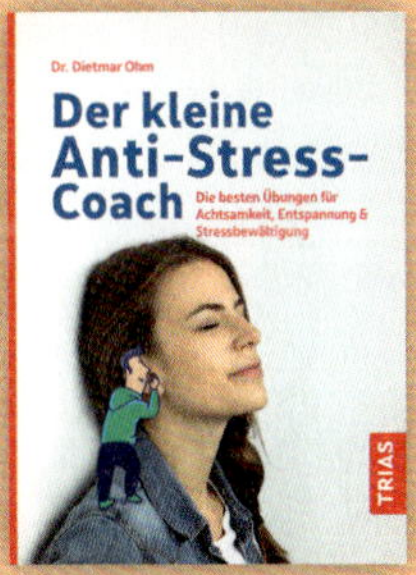

Dietmar Ohm
Der kleine Anti-Stress-Coach

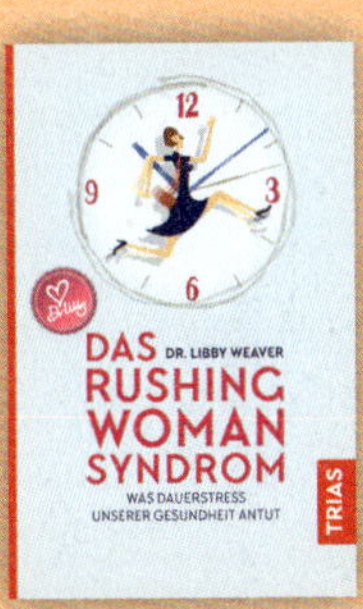

Libby Weaver
Das Rushing Woman Syndrom

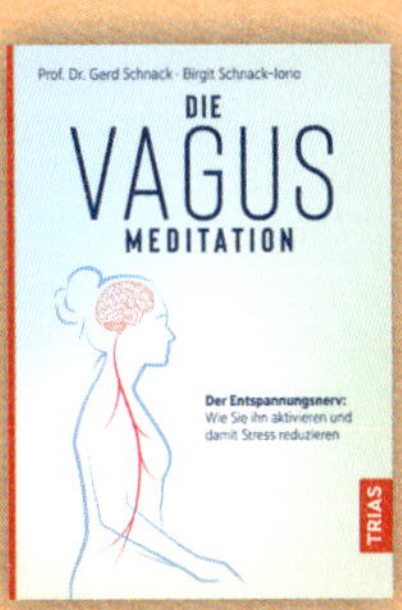

Gerd Schnack/
Birgit Schnack-Iorio
Die Vagus-Meditation

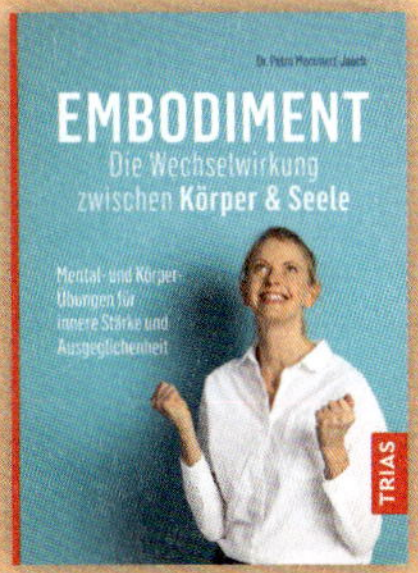

Petra Mommert-Jauch
Embodiment

TRIAS

Auch erhältlich als E-Book!

Mehr Bücher finden Sie hier:
www.trias-verlag.de